El auxiliar

de enfermería

en psiquiatría

MARTIN STERLING

Índice de contenidos

Introducción: el papel del camillero psiquiátrico 17

- Importancia del papel del auxiliar de enfermería en psiquiatría 18
- Diferencias entre los auxiliares de cuidados en psiquiatría y en otras especialidades 19
- Retos y recompensas del trabajo 21
- Contexto histórico y actual de la asistencia psiquiátrica 23

Capítulo 1: Comprender la psiquiatría y a sus pacientes 27

Psiquiatría: historia y desarrollo 28

- Orígenes y desarrollo de la psiquiatría 28
- Las grandes revoluciones psiquiátricas 30
- La importancia de la atención en el desarrollo de tratamientos 33

Patologías psiquiátricas 36

- Trastornos del estado de ánimo (depresión, trastorno bipolar) 36
- Trastornos de ansiedad (ansiedad generalizada, TOC, fobias) 39

- Psicosis (esquizofrenia, trastornos esquizoafectivos) — 41
- Trastornos de la personalidad (límite, antisocial) — 43
- Otras patologías: trastornos alimentarios, adicciones, etc. — 46

Las particularidades del paciente psiquiátrico — 49

- Vulnerabilidad psicológica y emocional — 49
- Mecanismos de defensa: negación, proyección, regresión — 51
- La estigmatización y sus efectos en los pacientes — 53

Capítulo 2: Las competencias esenciales del celador psiquiátrico — 57

Comunicación terapéutica — 58

- Escucha activa y empatía: la esencia de la relación cuidador-paciente — 58
- Técnicas de comunicación para pacientes no verbales o refractarios — 60
- Gestionar los silencios y los momentos de crisis — 62

Observación clínica en psiquiatría — 64

- Signos clínicos y de comportamiento que hay que tener en cuenta — 64

- La importancia de la documentación y del informe de observación ... 66
- Técnicas para evaluar el riesgo suicida y la agresión ... 68

Trabajar en un equipo multidisciplinar ... 71

- Funciones y responsabilidades en el equipo asistencial ... 71
- Trabajar con enfermeros, psiquiatras, psicólogos y otros profesionales ... 73
- Reuniones clínicas: una herramienta esencial ... 76

Competencias técnicas específicas ... 78

- Administración supervisada de tratamientos (psicofármacos, inyecciones) ... 78
- Cuidados corporales para pacientes psiquiátricos ... 81
- Técnicas de restricción física y alternativas a la restricción ... 83

Capítulo 3: El día a día de un celador psiquiátrico ... 87

Contacto inicial con el paciente ... 88

- Acogida de pacientes en salas psiquiátricas ... 88
- La importancia del primer intercambio ... 90
- Crear un clima de confianza y seguridad ... 92

Gestión de crisis y emergencias 94

- Gestión de crisis violentas: prevención e intervención 94
- Respuesta a los intentos de fuga 96
- Gestión de las crisis suicidas 98

Cuidados diarios 101

- Ayudar a los pacientes con las actividades de la vida diaria 101
- Higiene adecuada y cuidados de confort 103
- Gestión de las comidas y trastornos alimentarios 105

El papel del apoyo psicológico 108

- Ofrecer apoyo emocional: técnicas y enfoques 108
- Fomentar la autonomía del paciente 110
- El papel del apoyo en el proceso de rehabilitación 112

Capítulo 4: Retos éticos y deontológicos en psiquiatría 115

Respetar los derechos de los pacientes 116

- Consentimiento informado en psiquiatría 116
- Respeto de la dignidad y la intimidad del paciente 118
- El papel del asistente sanitario en la protección de los derechos del paciente 120

Prevenir el agotamiento 123

- Signos de agotamiento en los auxiliares de enfermería 123
- Estrategias para controlar el estrés y la fatiga 125

Capítulo 5: Apoyo a familiares y amigos 129

El papel del cuidador en el apoyo familiar 130

- La importancia de implicar a las familias en el proceso asistencial 130
- Técnicas para informar y apoyar a las familias 132
- Dinámica familiar y su impacto en el paciente 134

Grupos de debate familiar 137

- Organizar y dirigir grupos de debate 137
- El papel de los auxiliares de cuidados en estos grupos 140
- Ventajas para familiares y pacientes 142

Gestionar los conflictos familiares 145

- Técnicas de mediación entre pacientes y familiares 145
- Gestionar situaciones de tensión e incomprensión 147
- Ayudar a las familias a afrontar las enfermedades mentales 150

Capítulo 6: El auxiliar de cuidados y la diversidad de entornos psiquiátricos 153

Los diferentes departamentos psiquiátricos 154

- Psiquiatría de adultos frente a psiquiatría infantil 154
- Servicios especializados: psiquiatría geriátrica, unidades para trastornos graves, etc. 156
- Diferencias entre asistencia hospitalaria, ambulatoria y domiciliaria 159

Cuidados en una unidad cerrada y en el sector abierto 162

- Particularidades de los cuidados en una unidad cerrada: seguridad, mayor vigilancia 162
- La importancia de la autonomía en los sectores abiertos 164
- Técnicas para mantener el equilibrio entre la seguridad del paciente y la 166

Trabajar en una unidad de crisis o urgencias psiquiátricas 169

- Urgencias psiquiátricas: diagnóstico rápido e intervención inmediata 169
- Gestión del estrés en situaciones de emergencia 172
- Colaboración con los servicios médicos de urgencia y las fuerzas del orden 175

Capítulo 7: Rehabilitación psicosocial: un papel clave para los cuidadores
179

El concepto de rehabilitación psicosocial	180
• Definición e importancia de la rehabilitación psicosocial	180
• El papel del auxiliar de enfermería en el proceso de rehabilitación	182
• Etapas de la rehabilitación: de la hospitalización a la integración social	184
Técnicas de rehabilitación: talleres y actividades	187
• Organización de talleres terapéuticos: arteterapia, musicoterapia, terapia ocupacional, etc.	187
• La importancia de las actividades físicas adaptadas	190
• El impacto de las actividades de grupo en la socialización de los pacientes	192
Seguimiento posthospitalario y apoyo comunitario	195
• El papel de los auxiliares de cuidados en la atención posterior al alta hospitalaria	195
• Trabajar con redes de apoyo comunitario: asociaciones, estructuras sociales, etc.	198
• Estrategias para apoyar la independencia de los pacientes en su vida diaria	201

Capítulo 8: Gestión de los comportamientos de riesgo y la   205

Identificación de conductas de riesgo   206

- Señales de alarma de agresividad y violencia   206
- Técnicas de evaluación de riesgos en pacientes psiquiátricos   208
- Documentar y comunicar los comportamientos de riesgo   211

Apoyo a los cuidadores tras incidentes violentos   214

- Gestión de traumas para cuidadores   214
- Organización de sesiones informativas sobre incidentes   216

Capítulo 9: Autonomía y capacitación del paciente   221

Fomento de la autonomía en la atención psiquiátrica   222

- El concepto de capacitación: ¿qué significa para los pacientes?   222
- Técnicas para fomentar la toma de decisiones autónoma   224
- La importancia de capacitar a los pacientes en su proceso asistencial   227

El papel del asistente sanitario en la educación terapéutica   230

- Enseñanza de técnicas de gestión del estrés y la ansiedad   230

- Talleres de educación para la salud — 232
- Ayudar a los pacientes a comprender y gestionar su tratamiento — 235

Medir y evaluar los progresos en términos de — 238

- Utilización de escalas y herramientas de evaluación — 238
- Seguimiento de objetivos personalizados para cada paciente — 241

Capítulo 10: Gestión de la higiene y prevención de infecciones en psiquiatría — 245

Los retos de la higiene en los entornos psiquiátricos — 246

- Las especificidades de la higiene en los pacientes psiquiátricos — 246
- Comportamiento de riesgo y falta de cooperación — 248

Estrategias para gestionar la higiene personal — 251

- Técnicas para fomentar la higiene en pacientes reticentes — 251
- Adaptar los cuidados higiénicos a las necesidades psicológicas — 254
- Sensibilización y educación en higiene para los pacientes — 256

Capítulo 11: Seguridad asistencial y gestión de riesgos en psiquiatría — 261

Asegurar el entorno de la atención psiquiátrica — 262

- Evaluación de riesgos en la unidad de cuidados — 262
- Medidas de seguridad para prevenir accidentes e incidentes — 264
- Planificación del espacio para maximizar la seguridad — 267

Protocolos de seguridad y procedimientos de — 270

- Gestión de crisis y protocolos de evacuación — 270
- Gestión de objetos peligrosos y sustancias ilegales — 273
- El papel del auxiliar de enfermería en la aplicación de protocolos — 276

Conclusión: Un compromiso humano con la psiquiatría — 279

- Resumen de las competencias y conocimientos adquiridos — 280
- Reflexión sobre la importancia del papel del asistente en la atención psiquiátrica — 282
- Animar a los futuros profesionales — 285

« Ser celador psiquiátrico significa ser el guardián silencioso de las almas que sufren, ofreciendo un apoyo discreto pero esencial, día tras día, para devolver la dignidad y la esperanza a quienes luchan en la oscuridad. »

Introducción
La misión de el ordenado en psiquiatría

- Importancia del papel del auxiliar de enfermería en psiquiatría

La importancia del papel del auxiliar de enfermería en psiquiatría no puede sobrestimarse, tan central es para el cuidado y la rehabilitación de los pacientes que sufren trastornos mentales. Debido a su proximidad constante con los pacientes, los auxiliares de enfermería se convierten a menudo en su primer punto de contacto, su punto de referencia en un entorno hospitalario que puede parecer hostil o confuso. Son la encarnación del vínculo humano esencial en toda atención psiquiátrica, a la escucha de las necesidades cotidianas de los pacientes, ya sean físicas, psicológicas o emocionales.

En psiquiatría, el papel del asistente va mucho más allá de las simples tareas técnicas. Implica comprender y apoyar a individuos cuyas realidades internas pueden estar profundamente alteradas. El auxiliar de cuidados debe ser capaz de leer los signos, a veces imperceptibles, de angustia o mejoría en pacientes que a menudo son incapaces de expresar verbalmente su sufrimiento. Esto requiere no sólo grandes dotes de observación, sino también una profunda empatía y un auténtico compromiso humano. El auxiliar de enfermería debe ser capaz de crear un clima de confianza y seguridad que permita a los pacientes sentirse comprendidos y respetados en su singularidad.

El papel del auxiliar asistencial también es crucial en el trabajo en equipo multidisciplinar. Son los ojos y los oídos del paciente en la planta, observan su comportamiento y su evolución y transmiten esta valiosa información a otros miembros del equipo asistencial, como enfermeras, psicólogos y psiquiatras. Esta estrecha colaboración nos permite ajustar las estrategias terapéuticas y garantizar una atención integral y coherente al paciente.

Los auxiliares de psiquiatría también desempeñan un papel clave en la gestión de crisis y emergencias, donde su capacidad para mantener la calma y reaccionar adecuadamente puede marcar la diferencia. Deben ser capaces de desactivar situaciones potencialmente violentas, calmar la ansiedad de los pacientes e intervenir rápidamente en caso de peligro para el paciente u otras personas. Estas intervenciones, que requieren tanto una sólida formación técnica como un buen criterio, son esenciales para garantizar la seguridad del paciente y del entorno asistencial.

Además de los aspectos técnicos y relacionales, los cuidadores también contribuyen a la rehabilitación social de los pacientes. Participan en actividades terapéuticas destinadas a reintegrar progresivamente al paciente en un entorno social más amplio, desarrollar su autonomía y restablecer su autoestima. De este modo, el cuidador se convierte en un actor de la reconstrucción de la vida del paciente, acompañándole paso a paso en su camino hacia una existencia más estable y plena.

Por último, el papel del asistente en psiquiatría está marcado por una fuerte dimensión ética. Es el garante del respeto de los derechos de los pacientes, a menudo vulnerables y a veces incapaces de defenderse. Velan por que se preserve su dignidad, se respeten sus decisiones en la medida de lo posible y su estancia en un entorno psiquiátrico se desarrolle en las condiciones más humanas y afectuosas posibles.

- Diferencias entre los auxiliares de cuidados en psiquiatría y en otras especialidades

Las diferencias entre el papel del cuidador en psiquiatría y en otras especialidades médicas son a la vez profundas y esenciales, y reflejan la singularidad del contexto psiquiátrico y las necesidades específicas de los pacientes atendidos en él. Mientras que los cuidadores de las unidades somáticas se centran principalmente en los cuidados físicos, como la higiene, la movilización y la ayuda en la vida diaria, sus homólogos en psiquiatría tienen responsabilidades que van mucho más allá de estas tareas tradicionales.

En psiquiatría, el auxiliar asistencial debe ser ante todo un buen observador del comportamiento humano. A diferencia de otras especialidades, en las que los cuidados suelen centrarse en el cuerpo y sus funciones fisiológicas, en psiquiatría la atención se centra en la mente, las emociones y las interacciones sociales del paciente. El asistente debe estar constantemente atento a los matices en el estado de ánimo, los gestos y las palabras del paciente, ya que estos signos pueden revelar estados psicológicos subyacentes como ansiedad, depresión o incluso pensamientos suicidas. Esta vigilancia constante no es tan necesaria en otras especialidades, donde los signos clínicos suelen ser más tangibles y mensurables.

Otro aspecto que distingue al auxiliar de enfermería psiquiátrico es la necesidad de desarrollar una relación terapéutica con los pacientes. En otras especialidades, la relación entre el auxiliar de enfermería y el paciente suele ser a corto plazo y centrada en cuidados específicos. En psiquiatría, en cambio, la relación es a largo plazo y tiene una importante dimensión terapéutica. El cuidador debe establecer un clima de confianza y seguridad que permita al paciente abrirse y compartir sus angustias y pensamientos. Esta relación es un pilar fundamental del proceso asistencial, ya que anima al paciente a implicarse en su propio cuidado.

La gestión de crisis es otra área en la que destaca el auxiliar de enfermería psiquiátrico. Mientras que en otras especialidades las urgencias suelen ser de naturaleza fisiológica, en psiquiatría las crisis pueden ser psicológicas, como episodios de violencia, estados de agitación extrema o intentos de suicidio. Los cuidadores deben estar capacitados para reconocer estas crisis en una fase temprana e intervenir adecuadamente para proteger al paciente y a los demás. Esta habilidad requiere una combinación de calma, autocontrol y técnicas específicas de desescalada, poco comunes en los servicios somáticos.

Además, el propio entorno de trabajo difiere considerablemente. Los pabellones psiquiátricos suelen ser más seguros y menos medicalizados que otros pabellones hospitalarios, con zonas diseñadas para minimizar el riesgo de lesiones o fugas. Por lo tanto, los celadores psiquiátricos deben estar familiarizados con estas particularidades, saber cómo desenvolverse en un entorno en el que la seguridad es una prioridad constante y adaptar sus prácticas en consecuencia.

El enfoque ético y deontológico en psiquiatría también reviste especial importancia. La gestión del consentimiento y el respeto de los derechos de los pacientes es a menudo más compleja, habida cuenta de los trastornos mentales que pueden mermar la capacidad de los pacientes para juzgar y tomar decisiones. Por lo tanto, los auxiliares de enfermería psiquiátrica deben demostrar una gran sensibilidad ética, respetando escrupulosamente las normas y garantizando al mismo tiempo que el tratamiento se proporciona siempre en el mejor interés del paciente.

Por último, la dimensión de rehabilitación psicosocial es otro aspecto distintivo del papel del auxiliar de enfermería en psiquiatría. Mientras que en otras especialidades la vuelta a la vida cotidiana se centra en la recuperación física, en psiquiatría el objetivo es reintegrar al paciente en un marco social y relacional, ayudarle a recuperar su autonomía psicológica y apoyarle para que vuelva a ocupar su lugar en la sociedad. Aquí, el auxiliar de enfermería se convierte en un guía en el proceso de reintegración, desempeñando un papel crucial para guiar a los pacientes hacia una vida más estable y plena.

- Retos y recompensas del trabajo

La profesión de auxiliar de enfermería psiquiátrica está marcada por una profunda dualidad, que oscila entre retos diarios considerables y recompensas que, aunque a menudo discretas, son inestimables. Esta exigente profesión enfrenta a los cuidadores a situaciones complejas, emocionalmente pesadas y a veces confusas, pero también ofrece momentos de intensa conexión humana, progresos visibles para los pacientes y una satisfacción personal única que proviene de contribuir directamente al bienestar psicológico de personas vulnerables.

Uno de los primeros retos a los que se enfrentan los cuidadores psiquiátricos es la gestión de la diversidad de los trastornos mentales. Cada paciente presenta una realidad mental diferente, con manifestaciones clínicas que pueden resultar desconcertantes, incluso preocupantes. Navegar por los distintos cuadros clínicos -desde la depresión profunda a la esquizofrenia, pasando por el trastorno bipolar- exige una adaptación constante, capacidad para ajustar el propio enfoque y una gran flexibilidad. Estas situaciones requieren no sólo una sólida formación, sino también un buen ojo para observar y comprender el comportamiento humano.

Otro reto importante es la gestión de las crisis. Los pacientes psiquiátricos pueden, en cualquier momento, entrar en fases de agitación, agresividad o profunda desesperación. Los cuidadores deben intervenir con compostura, ejercer un gran autocontrol y aplicar técnicas de desescalada para calmar la situación. Estos momentos pueden ser estresantes y físicamente exigentes, y requieren una vigilancia constante para garantizar la seguridad de todos, incluida la del paciente en crisis.

El contexto del trabajo en psiquiatría, marcado a menudo por entornos seguros que a veces se perciben como restrictivos, añade una dimensión adicional al reto. Los auxiliares asistenciales trabajan en unidades donde la interacción social es limitada, los objetos potencialmente peligrosos están estrictamente controlados y las rutinas pueden llegar a ser repetitivas. Este ambiente puede provocar a veces sentimientos de aislamiento o frustración, sobre todo cuando parece que los progresos del paciente son lentos o imperceptibles.

A pesar de estos retos, el trabajo de celador psiquiátrico ofrece recompensas que van directamente al corazón de la vocación asistencial. La primera y más obvia es la profunda relación humana que se establece con los pacientes. A diferencia de otros campos de la medicina, donde el contacto puede ser breve y funcional, en psiquiatría el cuidador suele desarrollar relaciones duraderas basadas en la confianza mutua. Estas relaciones permiten al cuidador acompañar al paciente a largo plazo, ver los progresos, por modestos que sean, y sentir verdadero orgullo cuando el paciente alcanza etapas significativas de recuperación o rehabilitación.

Las pequeñas victorias, a menudo invisibles para el mundo exterior, representan momentos de gran satisfacción. Puede ser un día en que un paciente hasta entonces silencioso entabla por fin una conversación, una sonrisa en el rostro de una persona deprimida o un gesto de independencia de un paciente habitualmente dependiente. Estos momentos recuerdan a los cuidadores la importancia de su papel y la diferencia que pueden marcar en la vida de las personas a las que cuidan.

Otro aspecto gratificante del trabajo es el sentimiento de utilidad social y realización personal. Al ayudar a las personas vulnerables a recuperar la estabilidad, reintegrarse en la sociedad o simplemente pasar el día con un poco más de tranquilidad, los cuidadores participan activamente en la construcción de una sociedad más humana y solidaria. Esta contribución da un sentido profundo al trabajo diario, reforzando la motivación a pesar de las dificultades encontradas.

Por último, el apoyo y el reconocimiento de los colegas y otros profesionales sanitarios es también una importante fuente de gratificación. Trabajar en un equipo multidisciplinar, discutir casos difíciles y sentirse escuchado y valorado por los compañeros refuerza el sentimiento de pertenencia a una comunidad sanitaria dedicada a una misión esencial. Esta solidaridad profesional ayuda a superar los momentos de duda y agotamiento, y alimenta la perseverancia necesaria para seguir invirtiendo plenamente en esta carrera.

- Contexto histórico y actual de la asistencia psiquiátrica

El contexto histórico y actual de la atención psiquiátrica es de profundos cambios, reflejo no sólo de los avances médicos sino también de las cambiantes percepciones sociales de la salud mental. Entender este contexto es esencial para comprender el lugar y la importancia de la atención psiquiátrica hoy en día, así como los retos que siguen surgiendo en este campo.

Históricamente, los trastornos mentales se han visto a menudo con miedo, incomprensión y estigma. En las sociedades antiguas, a menudo se consideraba que las personas con enfermedades mentales estaban poseídas o castigadas por fuerzas sobrenaturales. El tratamiento era rudimentario y a menudo inhumano, y consistía en prácticas como el exorcismo, el confinamiento o la exclusión de la sociedad. No fue hasta el siglo XVIII cuando empezaron a producirse cambios significativos, con el auge de la medicina moderna y un enfoque más científico de las enfermedades mentales.

Uno de los principales puntos de inflexión en la historia de la asistencia psiquiátrica se asocia a las reformas introducidas por Philippe Pinel en Francia a finales del siglo XVIII. A menudo se atribuye a Pinel la liberación de los enfermos mentales de los grilletes y la introducción de un enfoque más humano del tratamiento, basado en la observación clínica y la comprensión de los trastornos mentales. Este periodo marcó el inicio de la psiquiatría moderna, cuando los pacientes empezaron a ser tratados como seres humanos dignos de atención y cuidados, en lugar de como parias.

En el siglo XIX, el número de asilos psiquiátricos se multiplicó en Europa y Norteamérica. Aunque estas instituciones representaban un avance respecto a las prácticas anteriores, a menudo eran lugares de confinamiento más que verdaderos centros de atención. Las condiciones de vida en estos manicomios eran a menudo deplorables, y los pacientes eran sometidos a tratamientos que hoy parecen bárbaros, como baños fríos forzados, electroshock sin anestesia y lobotomías.

El siglo XX trajo consigo cambios radicales en el campo de la asistencia psiquiátrica, gracias a los avances farmacológicos y a una mayor comprensión de las enfermedades mentales. La introducción de los primeros fármacos antipsicóticos en la década de 1950 transformó el tratamiento de los pacientes con esquizofrenia y otros trastornos psicóticos, permitiendo a muchos pacientes abandonar el hospital y llevar una vida más normal. Al mismo tiempo, cobraron fuerza los movimientos de defensa de los derechos de los pacientes, que denunciaban los abusos y el trato inhumano en los manicomios psiquiátricos, lo que llevó al cierre gradual de estas instituciones en muchos países.

Este periodo de "desinstitucionalización" marcó un punto de inflexión en la historia de la asistencia psiquiátrica. Los pacientes se reintegraron en la comunidad y se crearon servicios ambulatorios y centros comunitarios de salud mental para apoyarlos. Sin embargo, esta transición no estuvo exenta de dificultades. La falta de recursos y de apoyo adecuado dejó a menudo a muchos antiguos pacientes en una situación precaria, exacerbando la marginación y la estigmatización de las enfermedades mentales.

Hoy en día, la atención psiquiátrica se basa en un enfoque integrador que combina farmacología, terapias psicológicas y apoyo psicosocial. Se anima a los pacientes a participar activamente en su tratamiento y se hace hincapié en la rehabilitación y la reinserción social. Los enfoques contemporáneos reconocen la complejidad de los trastornos mentales, en los que influyen factores biológicos, psicológicos, sociales y ambientales. Esta comprensión más holística ha permitido desarrollar tratamientos más personalizados y promover un enfoque más respetuoso con los derechos de los pacientes.

Sin embargo, a pesar de estos avances, la atención psiquiátrica sigue enfrentándose a muchos retos. Persiste el estigma asociado a los trastornos mentales, que sigue impidiendo a muchas personas buscar ayuda. Además, los sistemas de salud mental suelen estar insuficientemente financiados, con una flagrante falta de profesionales cualificados y servicios adecuados, sobre todo en las zonas rurales y los países en desarrollo. La pandemia de COVID-19 también ha puesto de manifiesto las deficiencias de los sistemas de salud mental, con un aumento de los trastornos de ansiedad, depresivos y otros trastornos psicológicos, lo que agrava la demanda de unos servicios ya de por sí bajo presión.

Hoy en día, el debate sobre el futuro de la atención psiquiátrica sigue evolucionando, con discusiones sobre la integración de nuevas tecnologías, como la telemedicina, y la mejora del acceso a la atención para todos. También crece el interés por los enfoques preventivos y la promoción de la salud mental desde una edad temprana. La investigación neurocientífica también promete nuevos descubrimientos que podrían revolucionar nuestra comprensión y tratamiento de las enfermedades mentales.

Capítulo 1
Comprender psiquiatría y sus pacientes

Psiquiatría: historia y desarrollo

- Orígenes y desarrollo de la psiquiatría

La historia de la psiquiatría es una odisea compleja y fascinante, marcada por profundas transformaciones que reflejan la evolución de la comprensión humana de la mente y el comportamiento. Los orígenes de la psiquiatría se remontan a la antigüedad, cuando los trastornos mentales solían interpretarse a través del prisma de las creencias religiosas y espirituales. Los antiguos egipcios, griegos y romanos consideraban con frecuencia que las enfermedades mentales eran el resultado de un castigo divino o de una posesión demoníaca. El tratamiento era rudimentario y a menudo cruel, e incluía el exorcismo, la oración y el confinamiento.

Sin embargo, en la antigua Grecia, figuras como Hipócrates empezaron a desarrollar un enfoque más racional. Hipócrates, a menudo considerado el padre de la medicina, propuso que las enfermedades mentales, al igual que las físicas, eran el resultado de un desequilibrio en los humores del cuerpo, y no de la intervención divina. Esta idea marcó un punto de inflexión al sugerir que los trastornos mentales podían estudiarse y tratarse científicamente. Sin embargo, esta perspectiva racional no suplantó del todo las creencias místicas y, durante muchos siglos, los enfermos mentales siguieron siendo marginados, a menudo encerrados en condiciones deplorables y considerados dementes irremediables.

En la Edad Media resurgieron las explicaciones sobrenaturales en Europa, donde la locura se consideraba sobre todo una manifestación del mal o de la brujería. Las personas con trastornos mentales eran a menudo perseguidas, torturadas o quemadas, con el pretexto de la purificación. No fue hasta el Renacimiento cuando Europa empezó a reexaminar estos conceptos a la luz de un pensamiento más humanista, aunque el tratamiento seguía siendo en gran medida inadecuado e inhumano.

El movimiento hacia una psiquiatría más científica y humana despegó realmente en el siglo XVIII, con reformadores como Philippe Pinel en Francia y William Tuke en Inglaterra. Pinel, en particular, es famoso por haber liberado a los enfermos mentales de sus cadenas en el Hospital Bicêtre de París en 1793, un gesto simbólico que marcó el inicio de una nueva era. Defendió un enfoque más humano, basado en la observación clínica y el tratamiento moral, un método que buscaba rehabilitar a los pacientes mediante la compasión, la escucha y la mejora de las condiciones de vida. Tuke, por su parte, fundó en 1796 el York Retreat, un establecimiento donde los pacientes eran tratados con respeto y dignidad, lejos de las prácticas brutales de los manicomios tradicionales.

En el siglo XIX, la psiquiatría se convirtió en una disciplina médica por derecho propio. Los manicomios, que proliferaron en Europa y Norteamérica, se convirtieron en el centro del tratamiento de los enfermos mentales. Aunque estas instituciones suponían una mejora con respecto a las prácticas anteriores, seguían siendo lugares de confinamiento en los que a menudo los pacientes estaban más controlados que realmente atendidos. Las condiciones de vida eran difíciles y los tratamientos seguían siendo primitivos: aislamiento, baños fríos e incluso lobotomía.

La psiquiatría empezó a cambiar significativamente a principios del siglo XX, con la aparición de nuevas teorías y prácticas. Sigmund Freud, con el desarrollo del psicoanálisis, introdujo la idea de que los trastornos mentales podían ser el resultado de conflictos internos, a menudo inconscientes. Este enfoque hizo hincapié en la importancia de la escucha, el análisis de los sueños y el diálogo, revolucionando la forma de entender y tratar los trastornos mentales. El psicoanálisis, aunque criticado, ejerció una profunda influencia en la psiquiatría y la psicología durante décadas.

A mediados del siglo XX se produjo una auténtica revolución terapéutica con la introducción de los psicofármacos. En los años 50 aparecieron los primeros antipsicóticos, como la clorpromazina, que transformaron radicalmente el tratamiento de los trastornos mentales graves, en particular la esquizofrenia. Estos avances farmacológicos permitieron reducir considerablemente los síntomas agudos y acortar la duración de las estancias hospitalarias, iniciando así el movimiento hacia la desinstitucionalización. Cada vez más pacientes son tratados en régimen ambulatorio, integrando programas de rehabilitación social.

La segunda mitad del siglo XX también fue testigo del auge de los movimientos por los derechos de los pacientes, que denunciaban los abusos en los manicomios y reclamaban un trato más humano que respetara los derechos individuales. Los asilos psiquiátricos empezaron a cerrar y fueron sustituidos por servicios de salud mental comunitarios que pretendían reintegrar a los pacientes en la sociedad en lugar de aislarlos.

Hoy en día, la psiquiatría es una disciplina que sigue evolucionando, incorporando diversos enfoques que van desde la farmacoterapia a la psicoterapia, pasando por métodos más recientes como la estimulación magnética transcraneal (EMT) y la terapia asistida por realidad virtual. La investigación neurocientífica ofrece nuevos conocimientos sobre las bases biológicas de los trastornos mentales, lo que promete tratamientos más específicos y eficaces en el futuro. Al mismo tiempo, la psiquiatría contemporánea se esfuerza por mantener un enfoque holístico, teniendo en cuenta no sólo los aspectos biológicos de los trastornos mentales, sino también las dimensiones psicológica, social y cultural.

- Las grandes revoluciones psiquiátricas

Las grandes revoluciones psiquiátricas son hitos que han transformado la forma en que la sociedad percibe, entiende y trata los trastornos mentales. Estas revoluciones han estado marcadas por avances teóricos, clínicos y tecnológicos, cada uno de los cuales ha contribuido al desarrollo de la psiquiatría como una disciplina más científica, humana y respetuosa con los derechos de los pacientes.

La primera gran revolución psiquiátrica tuvo lugar a finales del siglo XVIII con la aparición del "tratamiento moral". Antes de esta época, los enfermos mentales solían ser considerados locos, encerrados en condiciones inhumanas, a veces incluso encadenados y maltratados. La revolución iniciada por Philippe Pinel en Francia y William Tuke en Inglaterra dio un vuelco a este planteamiento. Al liberar a los pacientes de sus cadenas en el Hospital Bicêtre, Pinel sentó las bases de una psiquiatría basada en la observación clínica y el respeto a los pacientes. Tuke, por su parte, creó el York Retreat, un establecimiento donde los pacientes recibían un trato digno y los cuidados se basaban en la amabilidad, la escucha y la rehabilitación. Este enfoque, conocido como tratamiento moral, marcó un punto de inflexión importante en la humanización de la asistencia psiquiátrica y sentó las bases de una práctica más ética.

En el siglo XIX se consolidó esta primera revolución con la creación de los asilos psiquiátricos. Aunque estas instituciones fueron a menudo criticadas por sus duras condiciones, representaron un intento de organizar el tratamiento de las enfermedades mentales a mayor escala. El manicomio se concibió como un refugio, un lugar donde los pacientes podían ser atendidos lejos de las presiones de la sociedad. Con el tiempo, sin embargo, estas instituciones se convirtieron en lugares de reclusión más que de verdadera asistencia, lo que exigió nuevas revoluciones para mejorar la calidad del tratamiento.

La segunda gran revolución psiquiátrica se produjo a principios del siglo XX con la introducción del psicoanálisis por Sigmund Freud. Este enfoque cambió radicalmente la forma de entender los trastornos mentales, al introducir el concepto de inconsciente y subrayar la importancia de los conflictos internos en el desarrollo de las patologías psicológicas. El psicoanálisis desplazó la atención de la psiquiatría de los síntomas aparentes a los procesos mentales subyacentes, haciendo hincapié en el habla, los sueños y la interpretación como herramientas terapéuticas. Aunque discutida, esta revolución ejerció una profunda influencia no sólo en la psiquiatría, sino también en la cultura y la sociedad en general, popularizando la idea de que las enfermedades mentales podían comprenderse y tratarse mediante el diálogo y la exploración de experiencias pasadas.

La tercera gran revolución es la de los tratamientos biológicos, que comenzó a mediados del siglo XX con la introducción de los psicofármacos. El descubrimiento de la clorpromazina en los años 50, el primer antipsicótico eficaz, transformó el tratamiento de los pacientes que padecían esquizofrenia y otros trastornos psicóticos. Este fármaco, y los que le siguieron, permitieron reducir los síntomas más graves de la enfermedad mental, allanando el camino a la desinstitucionalización. Gracias a estos tratamientos, los pacientes que antes estaban recluidos de por vida en manicomios podían aspirar a una vida más independiente. Esta revolución farmacológica no sólo cambió las prácticas clínicas, sino que también transformó la propia estructura de los servicios de salud mental, con una transición hacia una atención más ambulatoria y basada en la comunidad.

Junto a la revolución farmacológica, la desinstitucionalización constituye en sí misma una gran revolución. Iniciada en los años sesenta y setenta, fue impulsada por la toma de conciencia de las deplorables condiciones de los manicomios y el deseo de reintegrar a los pacientes en la sociedad. Este movimiento fue acompañado por el desarrollo de servicios comunitarios de salud mental, destinados a ofrecer a los pacientes un apoyo continuo fuera de las instituciones. Aunque esta transición ha estado marcada por retos, como la falta de recursos para los servicios comunitarios, ha cambiado fundamentalmente la forma en que se presta la atención psiquiátrica, haciendo hincapié en la integración social y el respeto de los derechos de los pacientes.

La cuarta gran revolución, más reciente, es el enfoque neurocientífico y la psiquiatría personalizada. Con los avances en el conocimiento del cerebro humano, gracias a sofisticadas técnicas de imagen cerebral y a la genética, la psiquiatría está entrando en una era en la que los tratamientos pueden adaptarse cada vez más a las características biológicas específicas de cada paciente. El descubrimiento de los circuitos neuronales implicados en las emociones, el comportamiento y el pensamiento abre nuevas perspectivas para el desarrollo de tratamientos específicos. Este enfoque pretende superar el paradigma de los tratamientos estándar para ofrecer soluciones terapéuticas más precisas y eficaces, teniendo en cuenta las particularidades genéticas y neurobiológicas de cada individuo.

Por último, una revolución emergente es la integración de enfoques holísticos y la consideración de los determinantes sociales de la salud mental. Hoy en día, la psiquiatría ya no se contenta con tratar síntomas aislados, sino que busca comprender e intervenir en las causas subyacentes de los trastornos mentales, ya sean biológicas, psicológicas, sociales o ambientales. Esta revolución se caracteriza por una mayor atención a la atención integrada, en la que las intervenciones médicas se complementan con apoyo psicológico, social y comunitario. También reconoce la importancia de las experiencias vitales, los traumas y los contextos sociales en el desarrollo y el tratamiento de las enfermedades mentales.

- La importancia de la atención en el desarrollo de tratamientos

No se puede subestimar la importancia de la atención en la evolución del tratamiento psiquiátrico, ya que se encuentra en el centro mismo de la transformación de la forma de entender y tratar los trastornos mentales. La asistencia, en su sentido más amplio, abarca mucho más que las intervenciones médicas o farmacológicas. Incluye todas las prácticas destinadas a apoyar, acompañar y rehabilitar a las personas con trastornos mentales. Esta dimensión humana y holística de la atención ha desempeñado un papel central en la evolución del tratamiento, influyendo en los enfoques terapéuticos y configurando los sistemas de salud mental.

Ya en las primeras reformas de la psiquiatría, en el siglo XVIII, empezó a arraigar la idea de que los cuidados podían tener un impacto directo en el estado de los pacientes. Philippe Pinel, uno de los pioneros del tratamiento moral, subrayó la importancia de un entorno afectuoso y respetuoso para ayudar a los pacientes a mejorar. Se dio cuenta de que mejorar las condiciones de vida de los enfermos mentales, no sólo ofreciéndoles un entorno más humano, sino también haciéndoles participar en actividades regulares, podía contribuir significativamente a su recuperación. Este enfoque marcó un punto de inflexión, sentando las bases de una psiquiatría que reconocía la importancia del entorno y la interacción social en el proceso terapéutico.

Durante el siglo XIX, con el auge de los manicomios, los cuidados siguieron desempeñando un papel clave en la evolución del tratamiento. Aunque estas instituciones fueron criticadas por sus métodos a menudo autoritarios y sus condiciones de vida a veces deplorables, también fueron lugares donde surgieron innovaciones en materia de cuidados. Los cuidadores de la época desarrollaron gradualmente prácticas destinadas a crear una rutina diaria estructurada para los pacientes, con actividades terapéuticas, rutinas de cuidados y los primeros intentos de terapia ocupacional. Estas prácticas demostraron que la regularidad, el orden y la atención constante podían tener efectos beneficiosos en el estado mental de los pacientes, reduciendo su agitación y promoviendo un cierto nivel de estabilidad.

La verdadera revolución en la importancia de los cuidados llegó en el siglo XX, con la introducción de los psicofármacos y el movimiento hacia la desinstitucionalización. Si bien los fármacos permitieron controlar con mayor eficacia los síntomas agudos de los trastornos mentales, también pusieron de manifiesto la necesidad crucial de una atención continuada para garantizar el bienestar de los pacientes. La desinstitucionalización, que supuso el cierre gradual de los manicomios, transfirió la responsabilidad de los cuidados a los servicios comunitarios y a las familias. Esta transición puso de relieve la importancia de los cuidados de seguimiento, el apoyo social y la rehabilitación psicosocial para que los pacientes puedan vivir de forma independiente en la comunidad. Los cuidadores han tenido que adaptar sus prácticas para ofrecer una atención más personalizada, integrando los aspectos médicos, psicológicos y sociales del tratamiento.

La dimensión holística de la asistencia psiquiátrica también ha contribuido al desarrollo de tratamientos al influir en la investigación y la innovación terapéutica. La observación diaria de los pacientes por parte de los cuidadores ha permitido a menudo identificar necesidades específicas y ajustar las intervenciones terapéuticas. Por ejemplo, los enfoques basados en la psicoterapia, como la terapia cognitivo-conductual, se desarrollaron en respuesta al reconocimiento de las necesidades emocionales y cognitivas de los pacientes, que no podían satisfacerse plenamente sólo con tratamientos farmacológicos. La atención basada en la comprensión del individuo como un todo ha dado lugar a una diversificación de los enfoques terapéuticos, integrando cada vez más las dimensiones relacionales y contextuales de la atención.

La importancia de la atención en el desarrollo de los tratamientos también queda patente en los recientes avances hacia una psiquiatría más personalizada. Los cuidados ya no se limitan a la simple administración de tratamientos, sino que abarcan el seguimiento continuo, la evaluación periódica de la eficacia de las intervenciones y la adaptación de las estrategias terapéuticas en función de las respuestas individuales de los pacientes. Este enfoque personalizado, en el que la atención se ajusta a las necesidades específicas de cada paciente, ilustra cómo la atención en su conjunto ha enriquecido y hecho más complejo el arte de la asistencia psiquiátrica.

Hoy en día, se sigue reconociendo y valorando la importancia de los cuidados en el desarrollo de los tratamientos. Las prácticas asistenciales se han ampliado para incluir intervenciones no médicas, como el apoyo a las actividades de la vida diaria, el apoyo a la reinserción social y la participación de familiares y amigos en el proceso asistencial. Estos aspectos, que pueden parecer periféricos para algunos, son de hecho fundamentales para el éxito del tratamiento psiquiátrico. Contribuyen a crear un entorno terapéutico general que favorece no sólo la estabilización de los síntomas, sino también el bienestar y la calidad de vida de los pacientes.

Patologías psiquiátricas

- Trastornos del estado de ánimo (depresión, trastorno bipolar)

Los trastornos del estado de ánimo, que incluyen principalmente la depresión y el trastorno bipolar, figuran entre las afecciones más frecuentes y debilitantes de la psiquiatría. Estos trastornos se caracterizan por alteraciones profundas y persistentes del estado de ánimo, que afectan no solo al bienestar emocional, sino también al funcionamiento general del individuo, incluidas las capacidades cognitivas, las relaciones sociales y la calidad de vida.

La depresión, uno de los trastornos del estado de ánimo más comunes, se manifiesta como tristeza intensa, pérdida de interés o placer en actividades que habitualmente se disfrutan, fatiga crónica y sensación de desesperanza. Estos síntomas, que pueden durar semanas, meses o incluso años, van mucho más allá de la tristeza pasajera que puede sentir cualquiera. La depresión clínica sume a quienes la padecen en un estado de profunda angustia en el que hasta las tareas más sencillas, como levantarse por la mañana o ducharse, pueden parecer insuperables. Los pensamientos suicidas son frecuentes, y el aislamiento social se convierte a menudo en una realidad cotidiana que agrava el sentimiento de soledad y desesperación.

El trastorno bipolar, antes conocido como psicosis maníaco-depresiva, se caracteriza por cambios extremos del estado de ánimo, alternando entre episodios de depresión y fases de euforia anormal, conocidas como episodios maníacos o hipomaníacos. Durante las fases maníacas, los individuos pueden experimentar una euforia excesiva, una energía desbordante, una menor necesidad de dormir y una sensación de invencibilidad. Sin embargo, esta euforia puede conducir a comportamientos impulsivos, imprudentes e incluso peligrosos, como gastar más de la cuenta, asumir riesgos temerarios y tomar decisiones precipitadas. Estos episodios maníacos pueden ir seguidos de fases depresivas, que sumergen al individuo en un estado de profunda melancolía, creando un marcado contraste con la euforia anterior.

El trastorno bipolar puede dividirse en varios tipos, siendo los más comunes el trastorno bipolar de tipo I, en el que los episodios maníacos son intensos y a menudo requieren hospitalización, y el trastorno bipolar de tipo II, caracterizado por episodios hipomaníacos menos graves pero acompañados de fases depresivas igualmente graves. Una de las mayores dificultades del trastorno bipolar es su naturaleza cíclica e impredecible, que a menudo complica el diagnóstico y el tratamiento. Los afectados pueden sentirse atrapados en un ciclo interminable de altibajos, lo que dificulta mantener la estabilidad en su vida personal y profesional.

El tratamiento de los trastornos del estado de ánimo suele consistir en una combinación de farmacoterapia y psicoterapia. Los antidepresivos suelen recetarse para tratar la depresión, pero su eficacia puede variar de una persona a otra y pueden tardar varias semanas en producir efectos notables. Los estabilizadores del estado de ánimo, como el litio o los anticonvulsivantes, suelen utilizarse en el trastorno bipolar para prevenir los episodios maníacos y depresivos. Sin embargo, el tratamiento de estos trastornos va mucho más allá de la simple prescripción de medicamentos. La psicoterapia, y en particular las terapias cognitivo-conductuales, desempeñan un papel crucial para ayudar a los pacientes a identificar y modificar los pensamientos negativos, desarrollar estrategias para afrontar el estrés y prevenir las recaídas.

Un aspecto esencial del tratamiento de los trastornos del estado de ánimo es el reconocimiento de la naturaleza multifactorial de estas afecciones. Las causas de los trastornos del estado de ánimo son complejas e implican una interacción entre factores biológicos, psicológicos y ambientales. Los desequilibrios químicos en el cerebro, sobre todo en neurotransmisores como la serotonina y la dopamina, desempeñan un papel clave, pero los acontecimientos estresantes de la vida, los traumas del pasado y la predisposición genética también son factores importantes. Esta complejidad exige un enfoque terapéutico individualizado, adaptado a las necesidades específicas de cada paciente.

También es importante destacar el profundo impacto de los trastornos del estado de ánimo en la vida cotidiana de los pacientes. Estas afecciones no sólo afectan al enfermo, sino también a quienes le rodean. La familia, los amigos y las relaciones profesionales pueden verse gravemente afectados, a menudo de forma irreversible, por los cambios de comportamiento y la inestabilidad emocional. Por lo tanto, es necesario concienciar y apoyar a las personas que rodean a las personas con trastornos del estado de ánimo, ya que su papel es a menudo crucial en el proceso de recuperación.

Por último, es esencial combatir el estigma asociado a los trastornos del estado de ánimo. Con demasiada frecuencia, se les resta importancia o se malinterpretan, y se percibe a quienes los padecen como débiles o incapaces de "controlarse". Este estigma puede disuadir a las personas de buscar la ayuda que necesitan, agravando su sufrimiento. Por ello, la sensibilización, la educación y la promoción de la salud mental son fundamentales para mejorar el reconocimiento, el tratamiento y la aceptación de los trastornos del estado de ánimo en nuestra sociedad.

- Trastornos de ansiedad (ansiedad generalizada, TOC, fobias)

Los trastornos de ansiedad son un grupo de afecciones psiquiátricas caracterizadas por un miedo y una preocupación excesivos, a menudo irracionales, ante diversas situaciones cotidianas. Entre las formas más comunes de estos trastornos se encuentran la ansiedad generalizada, el trastorno obsesivo-compulsivo (TOC) y las fobias. Cada uno de estos trastornos, aunque distintos, comparte una base común de ansiedad y aprensión persistentes que pueden perturbar gravemente la vida de quienes los padecen.

La ansiedad generalizada se manifiesta como una preocupación crónica y generalizada por multitud de aspectos de la vida cotidiana, incluso en ausencia de razones objetivas que justifiquen dicha ansiedad. Las personas con TAG experimentan una tensión constante, una anticipación catastrófica de acontecimientos futuros y una sensación de pavor que casi nunca les abandona. Esta ansiedad difusa suele ir acompañada de síntomas físicos como fatiga, dolores de cabeza, trastornos del sueño y tensión muscular, que agravan aún más el sufrimiento. Los individuos que padecen ansiedad generalizada están constantemente en alerta, son incapaces de relajarse y viven en un estado de alerta permanente que agota su energía y su capacidad para llevar una vida normal.

El trastorno obsesivo-compulsivo (TOC) es otro tipo de trastorno de ansiedad en el que la ansiedad se manifiesta en forma de obsesiones y compulsiones. Las obsesiones son pensamientos intrusivos, recurrentes y perturbadores que causan un malestar significativo. Por ejemplo, una persona puede estar obsesionada por el miedo a la contaminación por gérmenes, a pesar de la ausencia de peligro real. Para aliviar esta ansiedad, lleva a cabo compulsiones, es decir, comportamientos o rituales repetitivos, como lavarse las manos en exceso, comprobar constantemente las puertas o repetir ciertas frases mentales. Estas conductas son percibidas por el individuo como una forma de prevenir un acontecimiento temido o de reducir la ansiedad, pero rápidamente se convierten en invasivas, ocupando un tiempo y una energía considerables y perturbando gravemente su vida cotidiana.

Las fobias se caracterizan por un miedo intenso e irracional a un objeto, situación o actividad concretos. Puede tratarse de fobias simples, como el miedo a las alturas (acrofobia), a los espacios cerrados (claustrofobia) o a las arañas (aracnofobia), o de fobias más complejas, como el miedo a las situaciones sociales (fobia social). Aunque las personas suelen reconocer que su miedo es desproporcionado, no pueden controlar su reacción ansiosa, que puede manifestarse con síntomas físicos como palpitaciones, sudoración, temblores e incluso ataques de pánico en situaciones temidas. Las fobias pueden hacer que las personas eviten por completo determinadas situaciones o entornos, limitando gravemente sus actividades cotidianas y su independencia.

El tratamiento de los trastornos de ansiedad varía según el tipo y la gravedad del trastorno, pero suele basarse en una combinación de psicoterapia y farmacoterapia. La terapia cognitivo-conductual (TCC) es especialmente eficaz para los trastornos de ansiedad. Ayuda a los pacientes a identificar y modificar los patrones de pensamiento disfuncionales que subyacen a su ansiedad y a desarrollar estrategias de control de la ansiedad, como la relajación y la exposición progresiva a situaciones temidas. Por ejemplo, en el tratamiento de las fobias, la técnica de exposición gradual permite a la persona enfrentarse a su miedo de forma controlada y segura, hasta que la ansiedad vinculada a la situación disminuye.

También pueden utilizarse medicamentos, como ansiolíticos y antidepresivos, para tratar los trastornos de ansiedad, sobre todo cuando los síntomas son graves. Los inhibidores selectivos de la recaptación de serotonina (ISRS) suelen recetarse para los trastornos de ansiedad, ya que pueden ayudar a estabilizar el estado de ánimo y reducir los niveles de ansiedad. Sin embargo, el tratamiento farmacológico suele combinarse con psicoterapia para proporcionar alivio a largo plazo y ayudar a los pacientes a desarrollar habilidades para controlar la ansiedad.

Otro aspecto esencial del tratamiento de los trastornos de ansiedad es reconocer el impacto de los factores ambientales y del estilo de vida en la ansiedad. El estrés crónico, la falta de sueño, la mala alimentación y la falta de ejercicio pueden empeorar los síntomas de ansiedad. Por ello, las intervenciones terapéuticas suelen dirigirse a fomentar hábitos de vida saludables, promover la gestión del estrés mediante técnicas como la meditación o el yoga y concienciar sobre la importancia de la conciliación de la vida laboral y familiar.

También es crucial combatir el estigma que rodea a los trastornos de ansiedad. Muchas personas que los padecen son reacias a buscar ayuda por miedo a ser juzgadas o por desconocimiento de los tratamientos disponibles. Por tanto, la sensibilización y la educación de la población sobre los trastornos de ansiedad son esenciales para fomentar una mejor comprensión de estas afecciones y promover un acceso más amplio a la asistencia.

- Psicosis (esquizofrenia, trastornos esquizoafectivos)

Las psicosis, en particular la esquizofrenia y los trastornos esquizoafectivos, son enfermedades mentales graves que afectan profundamente a la percepción de la realidad, el funcionamiento cognitivo y las relaciones sociales de los individuos afectados. Estos trastornos se caracterizan por una ruptura con la realidad, manifestada por síntomas psicóticos como alucinaciones, delirios, desorganización del pensamiento y la conducta, así como importantes alteraciones emocionales y cognitivas.

La esquizofrenia es una de las formas más conocidas y estudiadas de psicosis. Suele manifestarse en forma de alucinaciones, principalmente auditivas, en las que la persona oye voces que no son perceptibles para nadie más. Estas voces pueden comentar las acciones de la persona, dar órdenes o conversar entre ellas. También son frecuentes los delirios, que son creencias falsas e irreales que se mantienen a pesar de las pruebas en contrario. Por ejemplo, una persona con esquizofrenia puede estar convencida de que la observan fuerzas invisibles o de que posee poderes especiales.

El pensamiento desorganizado es otro aspecto importante de la esquizofrenia. Implica dificultades para organizar los pensamientos de forma coherente, lo que puede hacer que la comunicación sea confusa y difícil de seguir para los demás. También es frecuente el comportamiento desorganizado, como movimientos repetitivos, agitación excesiva o aspecto descuidado. Además, la esquizofrenia suele ir acompañada de síntomas negativos, como apatía, motivación reducida, aislamiento social y disminución de la expresión emocional, que pueden ser tan debilitantes como los propios síntomas psicóticos.

Los trastornos esquizoafectivos comparten características con la esquizofrenia, pero añaden elementos afectivos significativos. Estos trastornos se sitúan en la intersección de los trastornos del estado de ánimo (como la depresión o el trastorno bipolar) y los trastornos psicóticos. Una persona con trastorno esquizoafectivo puede experimentar síntomas de depresión profunda o episodios maníacos además de los síntomas psicóticos típicos de la esquizofrenia. Este solapamiento complica el diagnóstico y el tratamiento, ya que requiere el manejo tanto de los aspectos psicóticos como de los trastornos del estado de ánimo.

El tratamiento de la esquizofrenia y los trastornos esquizoafectivos se basa principalmente en una combinación de medicación antipsicótica, psicoterapia y apoyo psicosocial. Los antipsicóticos son esenciales para reducir o eliminar las alucinaciones, los delirios y la desorganización. Sin embargo, estos fármacos no son una panacea; pueden tener efectos secundarios importantes, como sedación, aumento de peso y trastornos metabólicos, que requieren un seguimiento continuo.

La psicoterapia, en particular la terapia cognitivo-conductual (TCC), desempeña un papel crucial a la hora de ayudar a los pacientes a desarrollar estrategias para controlar sus síntomas, mejorar sus habilidades sociales y afrontar los retos cotidianos. La rehabilitación psicosocial también es esencial para ayudar a las personas a volver a una vida lo más normal posible, proporcionándoles las herramientas que necesitan para funcionar lo mejor posible en la sociedad. Esta rehabilitación puede incluir programas de educación, formación profesional y apoyo al empleo, así como servicios de alojamiento supervisado.

También es crucial reconocer el impacto de estos trastornos en la familia y los amigos. La esquizofrenia y los trastornos esquizoafectivos pueden ser extremadamente perturbadores no sólo para la persona afectada, sino también para quienes la rodean. El apoyo familiar suele ser un elemento clave del tratamiento, y los programas educativos para las familias pueden ayudar a comprender mejor la enfermedad, gestionar las crisis y proporcionar un entorno estable y de apoyo a la persona afectada.

La investigación neurocientífica reciente ofrece perspectivas prometedoras para una mejor comprensión y un tratamiento más eficaz de las psicosis. Los estudios del cerebro y la genética están revelando pistas sobre las causas biológicas subyacentes de estos trastornos, allanando el camino para tratamientos más específicos y personalizados. Sin embargo, a pesar de estos avances, la esquizofrenia y los trastornos esquizoafectivos siguen siendo grandes retos para la psiquiatría, que requieren una atención continua y multidisciplinar adaptada a cada individuo.

- Trastornos de la personalidad (límite, antisocial)

Los trastornos de la personalidad, en particular el trastorno límite de la personalidad y el trastorno antisocial de la personalidad, son enfermedades psiquiátricas complejas que afectan profundamente a la forma en que los individuos se perciben a sí mismos, interactúan con los demás y se comportan en sociedad. Estos trastornos se caracterizan por patrones de pensamiento, sentimiento y comportamiento rígidos, desadaptativos y persistentes a lo largo de la vida, que provocan importantes dificultades en las relaciones personales y profesionales, así como en el funcionamiento cotidiano.

El trastorno límite de la personalidad se caracteriza por una inestabilidad emocional extrema, relaciones interpersonales tumultuosas y una imagen de sí mismo a menudo confusa o distorsionada. Las personas con este trastorno experimentan emociones intensas que pueden fluctuar rápidamente entre sentimientos de alegría, ira, desesperación y profundo vacío. Estas oscilaciones emocionales impredecibles dificultan especialmente las relaciones con los demás, ya que las personas con trastorno límite pueden pasar de una intensa adoración a una repentina devaluación de sus allegados, a menudo como respuesta al miedo al abandono o al rechazo.

La impulsividad es otra característica importante del trastorno límite. El comportamiento impulsivo puede incluir actos autodestructivos como intentos de suicidio, automutilación, conductas sexuales de riesgo, abuso de sustancias o gasto excesivo. Estas acciones suelen ser respuestas a un intenso sufrimiento emocional o a una insoportable sensación de vacío. También es frecuente la ira intensa y a veces inapropiada, a menudo desencadenada por acontecimientos que, desde fuera, pueden parecer insignificantes. Esta ira puede dirigirse hacia los demás o hacia uno mismo, exacerbando los sentimientos de culpa y vergüenza.

El trastorno de personalidad antisocial, por otra parte, se caracteriza por un desprecio constante de los derechos de los demás, un comportamiento manipulador y una tendencia a infringir las normas sociales y las leyes sin sentir remordimientos ni culpabilidad. Las personas con este trastorno pueden ser percibidas como encantadoras y convincentes, pero a menudo utilizan estos rasgos para explotar o manipular a los demás en su propio beneficio. La falta de empatía, la insensibilidad ante los sentimientos de los demás y la dificultad para entablar relaciones genuinas son aspectos centrales de este trastorno.

El comportamiento antisocial suele empezar a manifestarse en la adolescencia, en forma de delincuencia, mentiras repetidas, robos o actos de violencia. En la edad adulta, estos comportamientos pueden desembocar en una carrera delictiva, inestabilidad en el empleo y las relaciones, y una marcada irresponsabilidad. Las personas con trastorno antisocial de la personalidad también pueden tener tendencia a culpar a los demás de su propio comportamiento, negándose a asumir la responsabilidad de sus actos y minimizando las consecuencias de sus acciones en los demás.

El tratamiento de los trastornos de la personalidad, en particular los borderline y antisociales, es complejo y requiere un enfoque terapéutico especializado. Para el trastorno límite de la personalidad, la terapia dialéctica conductual (TDC) es uno de los enfoques más eficaces. Desarrollada específicamente para este trastorno, la DBT ayuda a los pacientes a gestionar sus emociones intensas, desarrollar habilidades para regular su comportamiento impulsivo y mejorar sus relaciones interpersonales. La terapia combina elementos de la terapia cognitivo-conductual con técnicas de atención plena, y hace hincapié en la autoaceptación mientras se trabaja activamente para cambiar los comportamientos destructivos.

El tratamiento del trastorno antisocial de la personalidad es más difícil debido a la propia naturaleza del trastorno, que a menudo incluye una falta de motivación para cambiar y una falta de conciencia de las consecuencias negativas de las propias acciones. Las intervenciones pueden incluir psicoterapia, en particular terapia cognitivo-conductual, para ayudar a los individuos a desarrollar una mayor conciencia de los derechos de los demás y cambiar su comportamiento. Sin embargo, el éxito del tratamiento suele depender de la capacidad del individuo para reconocer la necesidad de cambiar, lo que a menudo supone un gran reto.

También es crucial reconocer que los trastornos de la personalidad, en general, están profundamente arraigados en experiencias vitales tempranas, como traumas, abusos o abandono. Estas experiencias pueden dar forma a patrones disfuncionales de pensamiento y comportamiento que se vuelven cada vez más rígidos con el tiempo. Por ello, el tratamiento a menudo debe incluir una exploración de estas experiencias pasadas para ayudar a los pacientes a comprender los orígenes de sus trastornos y trabajar en la reconstrucción de su identidad y sus relaciones.

Por último, es importante señalar el impacto de los trastornos de la personalidad en los seres queridos de los afectados. Las relaciones con individuos que padecen trastornos límite o antisociales pueden ser extremadamente estresantes y conflictivas, causando angustia, confusión y a veces traumas a los familiares o a la pareja. El apoyo a los familiares, incluida la educación sobre los trastornos de la personalidad y el acceso a grupos de apoyo, es esencial para ayudarles a gestionar los retos asociados a estas afecciones.

- Otras patologías: trastornos alimentarios, adicciones, etc. Los trastornos de la conducta alimentaria (TCA) y las adicciones son enfermedades complejas e interconectadas que afectan profundamente a las personas, tanto física como psicológicamente. Aunque difieren en sus manifestaciones, comparten características comunes, como los comportamientos compulsivos y una relación perturbada con aspectos esenciales de la vida, como la alimentación o el consumo de sustancias. Estos trastornos requieren un enfoque global y multidisciplinar para ser tratados con eficacia.

Los trastornos alimentarios, que incluyen la anorexia nerviosa, la bulimia nerviosa y el trastorno por atracón, se caracterizan por una obsesión enfermiza y distorsionada por la comida, el peso y la apariencia corporal. Estos trastornos no son simples preocupaciones superficiales o dietas extremas, sino que están profundamente arraigados en trastornos emocionales y psicológicos. La anorexia nerviosa, por ejemplo, se manifiesta a través de una severa restricción alimentaria, un miedo intenso a engordar y una percepción distorsionada del propio cuerpo, incluso cuando la persona está peligrosamente delgada. La bulimia nerviosa, por su parte, se caracteriza por episodios de atracones seguidos de comportamientos compensatorios como vómitos, ayuno o ejercicio excesivo, en un intento de evitar el aumento de peso.

Estos comportamientos autodestructivos suelen ser formas de afrontar emociones intensas y dolorosas, como la ansiedad, la depresión o la sensación de pérdida de control. Las personas que padecen trastornos alimentarios pueden recurrir a la restricción de alimentos o a los atracones como un intento de recuperar el control de sus vidas, aunque sea en detrimento de su salud física y mental. Las consecuencias de estos trastornos pueden ser graves, incluso mortales, como complicaciones cardiacas, desequilibrios electrolíticos y daños en los órganos internos. Además, estos trastornos suelen ir asociados a graves trastornos psicológicos, baja autoestima y aislamiento social.

Las adicciones, ya sean al alcohol, las drogas, el juego o incluso comportamientos como el uso excesivo de la tecnología, comparten un patrón similar de compulsividad y pérdida de control. La adicción es un trastorno crónico que hace que las personas busquen y consuman una sustancia o adopten un comportamiento a pesar de las persistentes consecuencias negativas. Al igual que ocurre con los trastornos alimentarios, las adicciones suelen ser mecanismos de afrontamiento para escapar de realidades emocionales dolorosas, como el estrés, los traumas o la depresión.

Las sustancias adictivas, como el alcohol o las drogas, actúan sobre el sistema de recompensa del cerebro, creando intensas sensaciones de placer que refuerzan el comportamiento de consumo. Sin embargo, con el tiempo, estas sustancias alteran la química del cerebro, reduciendo la capacidad del individuo para experimentar placer de forma natural y aumentando la necesidad de consumir más para obtener el mismo efecto. Este círculo vicioso de la adicción provoca un aumento de la tolerancia, síntomas de abstinencia cuando se deja de consumir la droga y una atención obsesiva a la sustancia o el comportamiento adictivo.

Las adicciones conductuales, como la ludopatía o la adicción a los videojuegos, aunque no implican sustancias químicas, siguen un patrón similar de compulsión y refuerzo. Los individuos pueden sentir una necesidad irrefrenable de participar en estas actividades para escapar de la realidad o experimentar un subidón de adrenalina, aunque estos comportamientos tengan consecuencias negativas como problemas económicos, ruptura de relaciones o deterioro de la salud mental.

El tratamiento de los trastornos alimentarios y las adicciones requiere un enfoque multidisciplinar en el que participan profesionales de la salud mental, nutricionistas, médicos y, a menudo, trabajadores sociales o asesores en adicciones. La terapia cognitivo-conductual (TCC) se utiliza con frecuencia para ayudar a las personas a identificar y cambiar los patrones de pensamiento disfuncionales que subyacen a su comportamiento. En el caso de los trastornos alimentarios, puede incluir la reeducación nutricional y el restablecimiento de una relación sana con la comida. En el caso de las adicciones, el tratamiento puede incluir terapia de grupo, programas de rehabilitación y, a veces, intervención médica para controlar los síntomas de abstinencia.

La prevención de recaídas es un aspecto crucial del tratamiento, ya que estos trastornos tienen una fuerte tendencia a reaparecer, sobre todo si no se abordan adecuadamente los factores subyacentes, como el estrés o los traumas. Los pacientes necesitan aprender estrategias de afrontamiento para gestionar sus emociones sin recurrir a comportamientos destructivos, y es esencial crear una sólida red de apoyo que incluya a familiares, amigos y profesionales sanitarios.

Además, el estigma que rodea a los trastornos alimentarios y las adicciones es un obstáculo importante para el tratamiento. Las personas pueden ser reacias a buscar ayuda por vergüenza o miedo a ser juzgadas. Por tanto, es esencial sensibilizar a la opinión pública y promover una cultura de empatía y apoyo para animar a quienes padecen estos trastornos a buscar la ayuda que necesitan.

Las particularidades del paciente psiquiátrico

- Vulnerabilidad psicológica y emocional

La vulnerabilidad psicológica y emocional es una dimensión fundamental de la experiencia humana, que desempeña un papel central en la forma en que las personas responden a los retos de la vida. Se manifiesta en una mayor sensibilidad a las emociones, el estrés y las interacciones sociales, lo que hace que algunas personas sean más susceptibles de desarrollar trastornos mentales o experimentar periodos de intensa angustia. Esta vulnerabilidad puede ser a la vez fuente de fragilidad y sufrimiento, pero también puede verse como una puerta de entrada a una mayor conciencia de uno mismo y de los demás, lo que permite una conexión más profunda con el mundo.

La vulnerabilidad psicológica suele ser el resultado de una combinación de factores biológicos, psicológicos y ambientales. Biológicamente, algunas personas pueden tener una predisposición genética a la sensibilidad emocional, lo que significa que su sistema nervioso reacciona más intensamente a los estímulos emocionales. Estos individuos pueden experimentar emociones con mayor intensidad, ya sea alegría, tristeza, ira o ansiedad. Esta intensidad emocional, si no se gestiona o comprende adecuadamente, puede hacerles más vulnerables a trastornos del estado de ánimo como la depresión o la ansiedad.

Las experiencias vitales también desempeñan un papel crucial en la configuración de la vulnerabilidad psicológica. Los traumas, los malos tratos, el abandono o incluso el estrés crónico, como la presión constante en el trabajo o las relaciones personales conflictivas, pueden debilitar los mecanismos de defensa psicológica. Cuando una persona ha estado expuesta a repetidas experiencias negativas sin haber tenido la oportunidad de procesarlas o superarlas, esto puede erosionar su resiliencia emocional, haciéndola más propensa a sentir angustia cuando se enfrenta a situaciones que otros podrían manejar más fácilmente.

La vulnerabilidad emocional también puede ser el resultado de una baja autoestima o una imagen negativa de uno mismo. Las personas que se sienten devaluadas, indignas o incapaces pueden ser más propensas a interiorizar las críticas, culparse de los fracasos y temer el rechazo o el abandono. Esta autopercepción negativa puede amplificar el dolor emocional, haciendo que cada decepción, conflicto o fracaso sea aún más difícil de superar.

Sin embargo, es importante reconocer que la vulnerabilidad psicológica y emocional no es sólo una debilidad. También es una fuente potencial de fortaleza y crecimiento personal. Las personas que están en contacto con su vulnerabilidad suelen ser más capaces de comprender y empatizar con las emociones de los demás, lo que puede enriquecer sus relaciones y permitirles crear vínculos más auténticos y profundos. La vulnerabilidad también puede fomentar la creatividad, la introspección y la autoexploración, ya que empuja a las personas a buscar formas de superar sus retos y encontrar sentido a sus experiencias.

En salud mental, es esencial adoptar un enfoque que reconozca y valide la vulnerabilidad de los pacientes. Con demasiada frecuencia, la sociedad valora la fortaleza, la resistencia y la independencia, hasta el punto de estigmatizar a quienes muestran signos de fragilidad emocional. Sin embargo, reconocer la vulnerabilidad es el primer paso hacia la curación. Permite a las personas buscar ayuda, abrirse a los demás e iniciar un proceso de recuperación que incluye la autoaceptación y el desarrollo de estrategias de afrontamiento saludables.

Los profesionales de la salud mental desempeñan un papel crucial en este proceso, proporcionando un espacio seguro en el que los pacientes pueden explorar y expresar su vulnerabilidad sin temor a ser juzgados. Las terapias, como la cognitivo-conductual o la basada en la atención plena, suelen utilizarse para ayudar a las personas a comprender sus emociones, identificar los desencadenantes de su angustia y desarrollar herramientas para gestionar mejor su sensibilidad emocional. Al reconocer su vulnerabilidad y trabajar con ella, los pacientes pueden aprender a transformar esta sensibilidad en un recurso que les haga más resistentes y les permita estar más conectados consigo mismos y con los demás.

- Mecanismos de defensa: negación, proyección, regresión

Los mecanismos de defensa, como la negación, la proyección y la regresión, son estrategias psicológicas inconscientes que los individuos utilizan para proteger su mente de pensamientos, emociones o realidades demasiado dolorosas o amenazadoras. Estos mecanismos desempeñan un papel crucial en el mantenimiento del equilibrio mental, mitigando el impacto de las situaciones estresantes o traumáticas. Sin embargo, aunque pueden ofrecer una protección temporal, su uso excesivo o inadecuado puede provocar distorsiones de la realidad y dificultades en las relaciones interpersonales.

La negación es uno de los mecanismos de defensa más primitivos y comunes. Consiste en negarse a reconocer o aceptar una realidad dolorosa o desagradable. Por ejemplo, alguien a quien acaban de diagnosticar una enfermedad grave puede reaccionar negando la gravedad de su estado, actuando como si nada hubiera cambiado. La negación permite al individuo protegerse temporalmente de la ansiedad, el miedo o la desesperación asociados a esta realidad. Sin embargo, a largo plazo, la negación puede impedir que la persona afronte la situación de forma constructiva, retrasando así el proceso de curación o adaptación.

La proyección, otro mecanismo de defensa, consiste en atribuir a los demás pensamientos, sentimientos o deseos inaceptables que nos negamos a reconocer en nosotros mismos. Por ejemplo, una persona que experimenta ira o celos puede proyectar inconscientemente estas emociones en otra persona, acusándola de estar enfadada o celosa sin darse cuenta de que estos sentimientos son en realidad los suyos propios. La proyección permite al individuo librarse temporalmente de estas emociones incómodas al verlas como externas a sí mismo. Sin embargo, este mecanismo puede crear conflictos interpersonales, ya que distorsiona la percepción de los demás e impide una verdadera autocomprensión.

La regresión, por su parte, es un mecanismo de defensa que implica un retorno a comportamientos o etapas de desarrollo anteriores, a menudo asociados a periodos más seguros o sencillos de la vida. Por ejemplo, un adulto que se enfrenta a un estrés intenso puede empezar a actuar de forma inmadura, buscando una atención excesiva o mostrando una dependencia inusual. La regresión permite al individuo recuperar una sensación de seguridad refugiándose en comportamientos que le han proporcionado consuelo en el pasado. Aunque esto puede ofrecer un alivio temporal, la regresión también puede obstaculizar la capacidad del individuo para hacer frente a los retos de una manera madura y adaptativa.

Estos mecanismos de defensa, aunque inconscientes y a veces necesarios, pueden volverse problemáticos cuando se utilizan en exceso o de forma inadecuada. La negación, por ejemplo, puede llevar a una pérdida de contacto con la realidad, dificultando la toma de decisiones informadas. La proyección puede dañar las relaciones al crear malentendidos e impedir que las personas resuelvan sus propios conflictos internos. La regresión, aunque puede proporcionar un respiro temporal, puede obstaculizar el desarrollo personal y la capacidad de gestionar las responsabilidades de forma adulta.

En psicoterapia, explorar estos mecanismos de defensa suele ser esencial para ayudar a los pacientes a comprender mejor su comportamiento y desarrollar estrategias más adaptativas. El terapeuta ayuda al paciente a identificar estos mecanismos, a tomar conciencia de las emociones subyacentes que intenta evitar y a encontrar formas más sanas de afrontar realidades difíciles. Por ejemplo, en lugar de negar una realidad dolorosa, se puede animar al paciente a aceptarla gradualmente y explorar sus sentimientos con seguridad. En lugar de proyectar sus emociones en los demás, puede aprender a reconocer y expresar sus propios sentimientos. Y en lugar de retroceder, puede desarrollar las habilidades necesarias para afrontar los retos de una forma más adulta y constructiva.

- La estigmatización y sus efectos en los pacientes

La estigmatización de los trastornos mentales es un fenómeno profundamente arraigado en muchas sociedades, y sus efectos sobre los pacientes son a la vez devastadores y complejos. Este estigma se manifiesta en actitudes negativas, prejuicios y comportamientos discriminatorios hacia las personas con enfermedades mentales, que a menudo las aíslan aún más y dificultan su acceso a la asistencia y a una vida normal. Las consecuencias de este estigma van mucho más allá de la mera marginación social; también afectan a la salud mental, la autoestima, las relaciones y la capacidad de recuperación de los pacientes.

Uno de los efectos más perniciosos de la estigmatización es la interiorización de estas actitudes negativas por parte de los propios pacientes, un proceso conocido como autoestigmatización. Cuando las personas que sufren trastornos mentales se enfrentan constantemente a mensajes que devalúan su condición o las reducen a sus síntomas, pueden acabar incorporando estas percepciones negativas a la imagen que tienen de sí mismas. Pueden llegar a verse a sí mismas como inferiores, incapaces o indignas de respeto y dignidad. Esta autoestigmatización puede provocar un descenso significativo de la autoestima, sentimientos de vergüenza y culpa, y una menor motivación para buscar ayuda o iniciar un proceso de recuperación.

El estigma también tiene un impacto directo en el acceso a la asistencia y la ayuda médica. Muchas personas con problemas de salud mental dudan en consultar a un profesional sanitario por miedo a ser juzgadas o malinterpretadas. Pueden retrasar la búsqueda de tratamiento, esperando que sus síntomas desaparezcan por sí solos, o pueden abandonar los tratamientos actuales, convencidos de que no hay solución para su situación. Esta reticencia o negativa a buscar ayuda puede empeorar la enfermedad, dificultar el tratamiento y prolongar el sufrimiento innecesariamente.

El estigma también influye en el trato que reciben los pacientes dentro del sistema sanitario. A pesar de su formación, los profesionales sanitarios no siempre están libres de prejuicios hacia las enfermedades mentales. En algunos casos, esto puede conducir a una falta de empatía, una subestimación de la gravedad de los síntomas o un enfoque demasiado simplista del tratamiento. Como resultado, los pacientes pueden sentirse incomprendidos o mal atendidos, lo que refuerza su sentimiento de estigmatización y puede disuadirles de continuar con su tratamiento.

Socialmente, la estigmatización puede llevar a los pacientes al aislamiento y la marginación. Quienes padecen trastornos mentales pueden ser rechazados o excluidos por sus compañeros, colegas de trabajo o incluso sus seres más queridos. Esta exclusión social puede exacerbar los sentimientos de soledad y desesperación, empeorando los síntomas de la enfermedad y reduciendo las posibilidades de recuperación. Además, los pacientes pueden tener dificultades para mantener o encontrar empleo, acceder a una vivienda estable o participar en actividades sociales, debido a los prejuicios y la discriminación a los que se enfrentan.

La estigmatización también puede tener repercusiones jurídicas y políticas. En algunas sociedades, las personas con trastornos mentales pueden verse privadas de sus derechos fundamentales, como el derecho al voto, la capacidad de tomar decisiones jurídicas o de ejercer determinadas profesiones. Esta discriminación institucionalizada refuerza la marginación de los pacientes y perpetúa las desigualdades. Además, la falta de políticas públicas adecuadas para apoyar a las personas con trastornos mentales suele ser consecuencia directa de la estigmatización, lo que limita los recursos disponibles para la atención de la salud mental, la educación y la sensibilización pública.

Para combatir los efectos devastadores de la estigmatización, es esencial promover una mejor comprensión y aceptación de los trastornos mentales en la sociedad. La educación desempeña un papel crucial en la reducción de los prejuicios, al desmitificar la enfermedad mental y mostrar que es una afección médica como cualquier otra, que requiere tratamiento y apoyo adecuados. Las campañas de sensibilización pueden ayudar a cambiar actitudes, animando a la gente a ver a las personas con trastornos mentales desde una perspectiva más empática y reconociendo su humanidad y su valor intrínseco.

También es importante empoderar a los pacientes, animándoles a hablar abiertamente de sus experiencias y proporcionándoles plataformas para que compartan sus historias. Esto no sólo puede ayudar a acabar con los estereotipos, sino que también da a los pacientes una sensación de control y dignidad. El apoyo entre iguales, donde las personas pueden ponerse en contacto con otras con experiencias similares, también es crucial para superar el aislamiento y reforzar el sentimiento de comunidad y pertenencia.

Capítulo 2
Las competencias esenciales de el ordenado en psiquiatría

Comunicación terapéutica

- Escucha activa y empatía: la esencia de la relación cuidador-paciente

La escucha activa y la empatía están en el centro de la relación cuidador-paciente y constituyen los cimientos esenciales de una atención verdaderamente humana y terapéutica. Estas dos habilidades, aunque puedan parecer sencillas, requieren una atención sostenida, una profunda sensibilidad y un compromiso sincero por parte del cuidador. Son mucho más que simples técnicas de comunicación; encarnan un enfoque holístico de la asistencia, en el que el respeto por la dignidad del paciente y la comprensión de su experiencia emocional son primordiales.

La escucha activa es mucho más que la escucha pasiva o superficial. Implica una concentración total en lo que dice el paciente, no sólo en términos de palabras, sino también de tono, lenguaje corporal y emociones subyacentes. El cuidador que practica la escucha activa no se limita a oír las palabras del paciente, sino que trata de comprender realmente lo que se expresa, incluso lo que no se dice explícitamente. Esto significa estar plenamente presente, sin distracciones, y dar al paciente el espacio necesario para expresar sus pensamientos y sentimientos libremente y sin juzgarlo.

Esta forma de escuchar también implica validar las experiencias del paciente, mostrándole que se le escucha y se le comprende. Esto puede hacerse mediante respuestas verbales, como reformular o animar, o mediante señales no verbales, como asentir con la cabeza, mantener un contacto visual atento y una postura abierta. Por ejemplo, si un paciente expresa miedo o ansiedad, el cuidador puede responder reformulando el sentimiento, como "entiendo que se sienta muy ansioso en este momento", mostrando que ha captado la esencia del sentimiento del paciente. Esta validación es crucial porque ayuda a crear un vínculo de confianza que permite al paciente sentirse seguro para compartir aspectos aún más profundos de su experiencia.

La empatía, en cambio, va más allá de una simple comprensión intelectual de las emociones del paciente; implica una conexión emocional, una capacidad de sentir, hasta cierto punto, lo que siente el otro. La empatía no es simpatía, que a menudo puede implicar una especie de distancia o lástima. Por el contrario, la empatía implica ponerse en el lugar del otro, ver el mundo a través de sus ojos, manteniendo cierta objetividad necesaria para ofrecer un apoyo eficaz.

En la relación cuidador-paciente, la empatía permite al cuidador responder de forma más adecuada y humana a las necesidades del paciente. Por ejemplo, ante un paciente angustiado, un cuidador empático no se limitará a ofrecer soluciones prácticas, sino que también reconocerá el sufrimiento emocional del paciente, mostrándole que no está solo en su experiencia. Este reconocimiento puede ser extraordinariamente reconfortante para el paciente, que se sentirá comprendido y apoyado, en lugar de simplemente atendido desde un punto de vista técnico.

La escucha activa y la empatía también desempeñan un papel crucial para reducir el aislamiento emocional de los pacientes. Muchos pacientes, sobre todo los que padecen problemas de salud mental o enfermedades crónicas, pueden sentirse incomprendidos, aislados o estigmatizados. Escuchando con atención y empatía, los cuidadores pueden romper esta barrera de aislamiento, mostrando a los pacientes que merecen atención y cuidados, que son algo más que un caso clínico. Esta humanización de los cuidados es fundamental para el proceso terapéutico, ya que anima a los pacientes a implicarse más plenamente en su propia recuperación.

Además, la escucha activa y la empatía fomentan una comunicación más abierta y sincera, esencial para una atención eficaz. Cuando los pacientes sienten que sus cuidadores les escuchan de verdad y comprenden sus preocupaciones, están más dispuestos a compartir información importante, hacer preguntas y expresar sus necesidades. Esto permite al cuidador adaptar mejor los cuidados, tomar decisiones más informadas y trabajar en auténtica colaboración con el paciente para mejorar su salud y bienestar.

- Técnicas de comunicación para pacientes no verbales o refractarios

Comunicarse con pacientes no verbales o refractarios representa un reto importante en el ámbito asistencial, pero es un aspecto esencial de la relación cuidador-paciente. Los pacientes que no pueden expresarse verbalmente, ya sea por su estado de salud, por un intenso malestar emocional o por su resistencia a la interacción, requieren un enfoque comunicativo que trascienda las palabras. Estas técnicas requieren una gran sensibilidad, una observación meticulosa y creatividad en el enfoque, para establecer un vínculo que respete la dignidad del paciente al tiempo que satisface sus necesidades.

Una de las primeras técnicas para comunicarse con pacientes no verbales es basarse en el lenguaje corporal. El lenguaje corporal no sólo incluye gestos y movimientos, sino también expresiones faciales, posturas e incluso el ritmo de la respiración. Un cuidador atento puede descifrar gran parte de las emociones y necesidades de un paciente observando estas señales. Por ejemplo, un paciente que mira hacia otro lado o se pone rígido puede estar expresando ansiedad o malestar, mientras que un paciente que se relaja o establece contacto visual puede estar mostrando un signo de confianza o tranquilidad. Los cuidadores también deben ser conscientes de su propio lenguaje corporal, ya que una postura abierta, gestos tranquilizadores y una sonrisa amable pueden tranquilizar al paciente y facilitar la comunicación.

La proximidad y el tacto también son elementos cruciales en la comunicación con pacientes no verbales o refractarios. El tacto, cuando se utiliza de forma adecuada y respetuosa, puede transmitir mensajes de confort, seguridad y apoyo. Por ejemplo, poner suavemente una mano sobre el hombro de un paciente o cogerle la mano puede ser una forma poderosa de decir "estoy aquí para ti" sin utilizar palabras. Sin embargo, es importante que el cuidador evalúe la reacción del paciente al tacto, ya que algunas personas pueden encontrarlo invasivo o incómodo, dependiendo de su historia personal o de su estado actual.

Las expresiones faciales desempeñan un papel fundamental en la comunicación no verbal. Una sonrisa, una expresión de comprensión o una mirada empática pueden ayudar a establecer un vínculo con el paciente. Los cuidadores deben tener cuidado de reflejar emociones apropiadas a la situación, ya que la cara es una de las primeras cosas en las que se fijan los pacientes. Una expresión facial cálida y acogedora puede abrir puertas que las palabras no pueden abrir.

La comunicación por escrito o mediante ayudas visuales también es una técnica eficaz, sobre todo con pacientes que pueden ser no verbales pero que conservan la capacidad de leer o reconocer imágenes. Los tableros de comunicación con símbolos, pictogramas o palabras sencillas pueden permitir a los pacientes indicar sus necesidades, sentimientos o elecciones. Las tecnologías de apoyo, como las tabletas con aplicaciones de comunicación o los dispositivos de texto a voz, también pueden ser muy útiles para quienes tienen limitaciones físicas pero pueden interactuar con dispositivos tecnológicos.

La escucha atenta es otra técnica fundamental, incluso con pacientes no verbales. Esta forma de escucha va más allá de la mera recepción de palabras; implica estar presente para el paciente, prestando atención a cada pequeño signo de comunicación, por sutil que sea. A veces, simplemente permitir que el paciente sienta que alguien está ahí, dispuesto a escuchar y comprender, puede acabar con la resistencia a la comunicación. Esta escucha activa suele animar a los pacientes que se resisten a abrirse a su propio ritmo, sin sentirse apresurados ni juzgados.

Las preguntas abiertas, aunque tradicionalmente se asocian a la comunicación verbal, pueden adaptarse a los pacientes no verbales o refractarios. Por ejemplo, en lugar de hacer preguntas cerradas que requieran un "sí" o un "no", los cuidadores pueden utilizar preguntas que inviten a una respuesta no verbal. Por ejemplo, en lugar de preguntar "¿Siente dolor?", un cuidador puede preguntar "Muéstreme dónde siente algo", ofreciendo una ayuda visual como un dibujo del cuerpo humano para indicar las zonas de dolor o malestar.

Por último, es esencial crear un entorno de confianza y seguridad para el paciente. Los pacientes refractarios pueden serlo por temores, traumas pasados o desconfianza hacia el personal médico. Dedicando tiempo a construir una relación basada en la paciencia, la coherencia y la ausencia de juicios de valor, el cuidador puede reducir gradualmente estas barreras. A veces esto significa simplemente estar presente, sin exigir una respuesta inmediata, y mostrar que se acepta al paciente tal como es, con su propio ritmo y sus propios límites.

- Gestionar los silencios y los momentos de crisis

Gestionar los silencios y los momentos de crisis en un entorno asistencial, especialmente en psiquiatría, requiere una profunda comprensión de la dinámica emocional y el compromiso de permanecer presente y atento, incluso en las situaciones más delicadas. Estos momentos, a menudo cargados de tensión, incertidumbre o sufrimiento, son momentos en los que el papel del cuidador se vuelve particularmente crucial. La forma en que se abordan estos momentos puede tener un impacto significativo en la relación cuidador-paciente, en la confianza mutua y en el progreso del proceso terapéutico.

Los silencios en la comunicación sanitaria pueden ser especialmente significativos. Contrariamente a lo que podríamos pensar, el silencio no es simplemente una ausencia de palabra; puede ser una forma de expresión en sí misma, que revela emociones profundas, reflexiones intensas o una lucha interna. Para algunos pacientes, el silencio puede ser un refugio, una forma de proteger su vulnerabilidad, de afrontar el dolor interior o de evitar un tema difícil. Para otros, puede ser un signo de angustia, una incapacidad para encontrar las palabras que expresen sus sentimientos, o incluso una manifestación de desesperación.

El papel del cuidador en estos momentos de silencio es, sobre todo, aceptar esta ausencia de palabras sin intentar llenarla inmediatamente. Es esencial reconocer que todo silencio tiene un significado, aunque no esté claro de inmediato. En lugar de apresurarse a llenar el vacío con palabras, el cuidador puede optar por mantener la calma, estar plenamente presente y mostrar al paciente que no hay necesidad de apresurarse a hablar. Esta paciencia y aceptación permiten al paciente sentir que controla la situación, que puede expresarse a su ritmo, sin presiones ni juicios.

En algunos casos, el silencio puede ir acompañado de señales no verbales que indican lo que el paciente está experimentando en su interior. Una mirada huidiza, gestos nerviosos o una postura cerrada pueden decir mucho sobre el estado emocional del paciente. El cuidador puede utilizar estas señales para adaptar su enfoque, quizás ofreciendo un gesto de consuelo, una palabra amable o simplemente una mirada de comprensión, mostrando que está ahí para apoyar, incluso en ausencia de palabras.

Los momentos de crisis, por otra parte, presentan retos aún mayores. Una crisis puede surgir de repente, ya sea en forma de arrebato emocional, agitación física o retraimiento repentino del paciente. Estas situaciones exigen que el cuidador tenga un gran autocontrol, la capacidad de mantener la calma bajo presión y la capacidad de evaluar la situación rápidamente y responder adecuadamente.

En una crisis, la primera prioridad es garantizar la seguridad de todos, incluido el paciente. El cuidador debe evaluar si la situación requiere una intervención inmediata, como pedir refuerzos, o si se puede calmar por medios no coercitivos. La comunicación desempeña aquí un papel crucial: incluso en medio de una crisis, es importante hablar al paciente con voz tranquila y tranquilizadora, recordándole que está a salvo, que el cuidador está ahí para ayudarle y que juntos pueden superar este difícil momento.

La empatía también es esencial en la gestión de crisis. Al reconocer el sufrimiento subyacente a la reacción del paciente, el cuidador puede evitar tomarse el comportamiento agresivo o perturbador como algo personal y concentrarse en ayudar. Por ejemplo, entender que la ira o la agitación de un paciente pueden ser un reflejo de miedo, dolor o frustración permite al cuidador responder no a la ira en sí, sino a la causa subyacente que la alimenta.

Después de una crisis, es importante dedicar tiempo a informar al paciente, si es posible, para entender lo que ha ocurrido y cómo evitar o gestionar crisis futuras de forma más eficaz. Este proceso puede ayudar al paciente a sentirse escuchado y comprendido, y a desarrollar estrategias para gestionar mejor sus emociones en el futuro. El debriefing también permite al cuidador reforzar la relación de confianza, demostrando que está ahí no sólo para gestionar las crisis, sino también para ayudar al paciente a aprender y crecer a partir de estas experiencias difíciles.

Observación clínica en psiquiatría

- Signos clínicos y de comportamiento que hay que tener en cuenta

El seguimiento de los signos clínicos y conductuales de los pacientes, sobre todo en psiquiatría, es una tarea esencial para los cuidadores, ya que les permite detectar cambios sutiles o pronunciados en el estado del paciente, a menudo indicativos de angustia, crisis inminente o progreso terapéutico. Estos signos, ya sean físicos o psicológicos, pueden proporcionar pistas cruciales sobre el curso de la enfermedad, la eficacia del tratamiento o la necesidad de ajustar las intervenciones terapéuticas. Por lo tanto, la observación cuidadosa y el conocimiento profundo de estos signos son vitales para garantizar una atención adecuada y receptiva.

Entre los signos clínicos a los que hay que prestar atención figuran los cambios fisiológicos. Por ejemplo, cambios de peso repentinos o graduales, alteraciones del apetito, trastornos del sueño o signos de descuido personal, como una higiene deficiente, pueden indicar un estado de depresión o ansiedad. Los trastornos del sueño, ya se manifiesten por insomnio, hipersomnia o pesadillas recurrentes, son especialmente reveladores de trastornos psicológicos subyacentes. La agitación motora, como la necesidad constante de moverse, o un letargo inusual, también pueden ser signos importantes a los que prestar atención, ya que pueden indicar un deterioro del estado mental o una reacción a la medicación.

A nivel conductual, es esencial vigilar los cambios en el estado de ánimo y la actitud del paciente. Una persona que de repente se vuelve irritable, agresiva o retraída puede estar inmersa en una crisis inminente. Los cambios de humor, como el paso repentino de la tristeza a la euforia, pueden indicar un trastorno bipolar o reacciones a la medicación. Del mismo modo, la pérdida de interés por las actividades que antes se disfrutaban o la desocialización gradual pueden indicar un empeoramiento de la depresión o una reacción a una situación de estrés intenso.

El comportamiento autodestructivo, ya sea físico o psicológico, es una señal de alarma importante. La automutilación, los intentos de suicidio o las declaraciones recurrentes de desesperación deben tomarse muy en serio. Incluso signos más sutiles, como un discurso cada vez más pesimista, referencias frecuentes a la muerte u organización inesperada de los asuntos personales, pueden indicar un riesgo de suicidio y requieren una intervención inmediata.

Otro aspecto crucial que hay que vigilar es la coherencia del discurso y la lógica de los pensamientos. Los pensamientos desorganizados, las incoherencias en el discurso o la presencia de delirios (creencias falsas y fijas) pueden ser indicadores de psicosis, como en la esquizofrenia. También hay que vigilar las alucinaciones, las mencione o no el paciente. Signos como que el paciente hable solo, reaccione a estímulos inexistentes o exprese delirios requieren una evaluación en profundidad y un tratamiento rápido.

La observación de las interacciones sociales del paciente también es reveladora. El retraimiento social, la dificultad para comunicarse o la desconfianza excesiva hacia los demás pueden indicar un deterioro del estado mental. Del mismo modo, la dependencia repentina o el apego excesivo a una persona, o la ruptura total de los vínculos con los seres queridos, pueden indicar un trastorno mental subyacente o una respuesta a un trauma no resuelto.

Por último, es importante vigilar el compromiso del paciente con el tratamiento. Una cooperación fluctuante, una toma irregular de la medicación o un rechazo repentino de los cuidados pueden indicar un trastorno del pensamiento o una resistencia psicológica. Los pacientes que cuestionan su tratamiento o expresan dudas constantes sobre su eficacia pueden necesitar que se les tranquilice, se reevalúe el tratamiento o se ajuste la comunicación con el cuidador para mantener su compromiso.

- La importancia de la documentación y del informe de observación

La documentación y los informes de observación desempeñan un papel crucial en la práctica sanitaria, especialmente en psiquiatría, donde cada detalle cuenta en la atención global del paciente. Estas herramientas no son meras formalidades administrativas, sino que constituyen la espina dorsal de un enfoque terapéutico coherente, que permite seguir la evolución del paciente, coordinar la atención entre distintos profesionales y garantizar la continuidad de los cuidados. Una documentación rigurosa y unos informes de observación precisos son esenciales para garantizar la calidad de la asistencia, evitar errores y respaldar las decisiones clínicas.

La observación minuciosa del paciente es la base de la práctica sanitaria. En psiquiatría, donde los síntomas pueden ser sutiles, fluctuantes y a veces difíciles de interpretar, el papel de la observación es aún más crucial. Los cuidadores suelen ser los primeros en notar cambios en el comportamiento, el estado de ánimo o las interacciones sociales del paciente. Estas observaciones, cuando se documentan con precisión y detalle, se convierten en una información inestimable para todo el equipo asistencial. Permiten detectar signos precoces de deterioro o mejora del estado del paciente, lo que facilita una intervención rápida y adecuada.

La documentación de las observaciones no es sólo una forma de registrar los hechos; es una herramienta de comunicación esencial entre los distintos miembros del equipo asistencial. En psiquiatría, la atención suele correr a cargo de un equipo multidisciplinar formado por psiquiatras, enfermeras, psicólogos, trabajadores sociales y otros profesionales sanitarios. Una documentación clara y bien estructurada permite a cada miembro del equipo tener una comprensión compartida del estado del paciente, de las intervenciones en curso y de los resultados obtenidos. Facilita la continuidad de la atención, sobre todo cuando los profesionales se turnan o intervienen en distintos momentos del día o de la semana.

El informe de observación es un resumen de las observaciones realizadas por el cuidador, que incluye no sólo los comportamientos y síntomas observados, sino también las reacciones del paciente a las intervenciones terapéuticas, sus interacciones con los demás y cualquier otro elemento relevante. Este informe ayuda a contextualizar las observaciones, relacionando los hechos con la historia clínica del paciente, los objetivos terapéuticos y los acontecimientos recientes. Por ejemplo, un cambio de comportamiento puede estar relacionado con un cambio de medicación, un acontecimiento estresante o una interacción concreta con un familiar. El informe de observación ayuda a establecer estos vínculos, proporcionando una visión de conjunto esencial para ajustar eficazmente la atención.

La calidad de la documentación y el informe de observación son cruciales para la toma de decisiones clínicas. Una documentación incompleta o vaga puede dar lugar a malentendidos, omisiones o errores en el tratamiento del paciente. Por el contrario, una documentación detallada, objetiva y precisa proporciona una base sólida para evaluar la eficacia de las intervenciones, identificar las necesidades no satisfechas y planificar las siguientes fases del tratamiento. También permite hacer un seguimiento a largo plazo de los progresos del paciente, proporcionando un registro escrito de la evolución de su estado que puede ser útil para ajustar las estrategias terapéuticas y evaluar los resultados obtenidos.

Además, la documentación desempeña un papel clave en la protección jurídica del paciente y del cuidador. Al registrar rigurosamente todas las observaciones e intervenciones, los cuidadores se protegen en caso de litigio, al poder demostrar que todas las medidas adoptadas se basaron en observaciones clínicas precisas y documentadas. Además, garantiza el respeto de los derechos del paciente, al demostrar que todas las decisiones se han tomado teniendo en cuenta su bienestar y estado de salud.

La documentación y los informes de observación son también importantes herramientas pedagógicas. Ayudan a formar a los nuevos cuidadores al proporcionarles ejemplos concretos de cómo las observaciones clínicas se traducen en intervenciones terapéuticas. Al leer y redactar informes de observación, los cuidadores en formación pueden desarrollar su capacidad para observar con precisión, analizar la información y comunicarse eficazmente con sus colegas.

- Técnicas para evaluar el riesgo suicida y la agresión

Evaluar el riesgo de suicidio y agresión en pacientes psiquiátricos es una tarea de crucial importancia, ya que ayuda a prevenir comportamientos potencialmente peligrosos para el paciente o para otras personas. Estas evaluaciones son complejas y delicadas, y requieren un enfoque riguroso, una gran sensibilidad y la capacidad de establecer una relación de confianza con el paciente. Las técnicas de evaluación del riesgo deben ser a la vez sistemáticas y adaptadas a las características específicas de cada individuo, ya que los signos pueden ser sutiles y las situaciones evolutivas.

Para evaluar el riesgo de suicidio, es esencial comenzar con un enfoque empático y sin prejuicios, que permita al paciente sentirse seguro para expresar sus pensamientos y sentimientos más profundos. El cuidador debe ser consciente de todos los factores de riesgo conocidos, como antecedentes personales de intentos de suicidio, trastornos psiquiátricos subyacentes, presencia de dolor crónico o acontecimientos recientes estresantes o traumáticos. Estos factores proporcionan un contexto importante para comprender la vulnerabilidad actual del paciente.

Una técnica para evaluar el riesgo de suicidio consiste en formular preguntas abiertas y directas sobre las ideas suicidas. Aunque esto pueda parecer difícil, es crucial romper el tabú en torno a este tema para permitir que el paciente comparta sus pensamientos sin miedo a ser juzgado. Por ejemplo, preguntar "¿Ha tenido pensamientos de hacerse daño o suicidarse?" abre la puerta a una discusión honesta. Si el paciente responde afirmativamente, es importante formular otras preguntas para evaluar la intensidad y especificidad de estos pensamientos: "¿Tiene un plan?", '¿Ha fijado una fecha u hora concretas?", "¿Tiene acceso a los medios para llevar a cabo este plan?". Estas preguntas ayudan a determinar el nivel de riesgo y la necesidad de una intervención inmediata.

Además de las entrevistas, la observación es una técnica clave para evaluar el riesgo de suicidio. Los cambios de comportamiento, como el retraimiento social, la desorganización repentina, la puesta en orden de los asuntos personales o incluso la vuelta repentina a la calma tras un periodo de depresión profunda, pueden ser signos de alarma de un intento de suicidio. El cuidador debe estar atento y tomar nota de cualquier cambio en el comportamiento del paciente que pueda indicar un aumento del riesgo.

Al mismo tiempo, la evaluación de la agresividad sigue un planteamiento similar, prestando especial atención a los posibles desencadenantes y a los signos conductuales. La agresividad puede manifestarse directamente, mediante palabras amenazadoras o gestos violentos, pero también puede ser más sutil, en forma de tensión corporal, tono de voz hostil o comportamiento desafiante. Identificar los factores de estrés o frustración recientes, así como los antecedentes de comportamiento agresivo, es esencial para evaluar el riesgo.

Una técnica utilizada habitualmente para evaluar el riesgo de agresividad es la observación de las respuestas del paciente ante situaciones de conflicto o frustración. Por ejemplo, cuando un paciente se enfrenta a una norma o límite impuesto, su reacción puede proporcionar pistas sobre su nivel de tolerancia a la frustración y su potencial para reaccionar de forma agresiva. El cuidador también debe prestar atención a los desencadenantes ambientales, como el ruido, el desorden o las interacciones sociales estresantes, que pueden exacerbar la agresividad en algunos pacientes.

La comunicación también es una herramienta clave para evaluar la agresividad. Entablar con los pacientes una conversación tranquila y respetuosa, incluso cuando están enfadados o agitados, puede ayudar a calmar la situación y evaluar el origen de su agresividad. Es importante no responder a la agresión con agresión, sino más bien mostrar empatía y voluntad de entender qué está causando la frustración o el enfado del paciente. Preguntas como "¿Por qué está enfadado?" o "¿Cómo puedo ayudarle a sentirse mejor?" pueden abrir un diálogo que permita una evaluación más profunda de la situación.

La evaluación del riesgo de suicidio y agresión también debe ser dinámica, es decir, debe reevaluarse periódicamente a medida que cambia el estado del paciente. Los riesgos pueden fluctuar rápidamente, dependiendo del estado de ánimo, los acontecimientos vitales o los cambios en el tratamiento. La supervisión constante y la comunicación periódica con el paciente son esenciales para ajustar la evaluación y las intervenciones en consecuencia.

Trabajar en un equipo multidisciplinar

- Funciones y responsabilidades en el equipo asistencial

Las funciones y responsabilidades dentro de un equipo asistencial son múltiples e interdependientes, y cada miembro aporta una experiencia única que, cuando está bien coordinada, puede proporcionar a los pacientes una atención integral y eficaz. En psiquiatría, donde las necesidades de los pacientes son a menudo complejas y multidimensionales, esta colaboración interprofesional es esencial para garantizar la continuidad de la atención y un enfoque centrado en el paciente. Cada profesional sanitario desempeña un papel distinto pero complementario, contribuyendo a un esfuerzo colectivo para mejorar la salud mental y el bienestar de los pacientes.

El psiquiatra ocupa una posición central en el equipo asistencial. Como médico especializado en trastornos mentales, el psiquiatra es responsable del diagnóstico de los pacientes, la prescripción de medicamentos y el seguimiento clínico. Evalúa los síntomas, elabora un plan de tratamiento personalizado y ajusta la medicación en función de la evolución del paciente. El psiquiatra también desempeña un papel clave en la coordinación de la asistencia, colaborando estrechamente con otros miembros del equipo para garantizar que se tengan en cuenta todos los aspectos de las necesidades del paciente.

La enfermera psiquiátrica es otro pilar fundamental del equipo asistencial. Responsable de administrar la medicación, controlar los efectos secundarios y prestar apoyo diario a los pacientes, la enfermera suele ser el primer punto de contacto para los pacientes y desempeña un papel crucial en la observación y el control de los síntomas. También supervisa regularmente el estado mental y físico de los pacientes, documenta las observaciones clínicas y comunica la información pertinente al psiquiatra y a otros miembros del equipo. Además, la enfermera proporciona apoyo emocional, ayudando a los pacientes a hacer frente a sus emociones y a seguir el curso de su tratamiento.

El psicólogo, especializado en terapias conductuales y cognitivas, añade una dimensión esencial al equipo al trabajar los aspectos psicológicos de los trastornos mentales. A diferencia de los psiquiatras, que se centran en los aspectos médicos, los psicólogos utilizan técnicas psicoterapéuticas para ayudar a los pacientes a comprender y modificar sus pensamientos, comportamientos y emociones. La terapia individual o de grupo dirigida por el psicólogo desempeña un papel fundamental en la recuperación, proporcionando a los pacientes herramientas para gestionar mejor su estado, mejorar su bienestar y desarrollar estrategias para superar los retos de la vida cotidiana.

Los trabajadores sociales se centran en los aspectos sociales de la atención al paciente. Ayudan a los pacientes a navegar por los sistemas de apoyo, acceder a los recursos comunitarios y resolver problemas relacionados con la vivienda, el empleo o las relaciones familiares. Los trabajadores sociales también desempeñan un papel crucial en la reinserción social de los pacientes, ayudándoles a reintegrarse en la comunidad tras la hospitalización o apoyándoles en su camino hacia una mayor independencia. A menudo trabajan en estrecha colaboración con las familias, ofreciendo asesoramiento y apoyo para ayudar a los seres queridos a comprender y gestionar la enfermedad mental de su ser querido.

Los auxiliares de cuidados, aunque a menudo menos visibles, son esenciales para el buen funcionamiento del equipo asistencial. Son responsables de los cuidados cotidianos, como la higiene personal, la ayuda a la movilidad y el apoyo a las actividades de la vida diaria. Gracias a su proximidad a los pacientes, los auxiliares suelen ser los primeros en notar cambios sutiles en el comportamiento o el estado emocional de los pacientes, de los que informan a las enfermeras o a otros miembros del equipo. Su función es también ofrecer apoyo emocional y crear un entorno seguro y reconfortante para los pacientes.

Por último, otros profesionales sanitarios, como terapeutas ocupacionales, nutricionistas o rehabilitadores, también pueden formar parte del equipo asistencial, aportando cada uno de ellos conocimientos específicos para satisfacer las necesidades individuales de los pacientes. El terapeuta ocupacional, por ejemplo, ayuda a los pacientes a desarrollar o recuperar las habilidades que necesitan para llevar una vida independiente, mientras que el nutricionista se asegura de que se satisfagan las necesidades dietéticas de los pacientes, teniendo en cuenta las posibles interacciones entre los alimentos y la medicación.

El éxito de un equipo asistencial depende de una comunicación eficaz, una comprensión clara de las funciones de cada uno y el respeto mutuo entre los profesionales. Cada miembro del equipo no sólo debe ser experto en su campo, sino también capaz de trabajar en colaboración, compartir información, discutir observaciones y participar en la elaboración de planes de tratamiento. Esta colaboración crea un entorno asistencial coherente y coordinado, en el que se tienen en cuenta todos los aspectos de la salud mental y física del paciente.

- Trabajar con enfermeros, psiquiatras, psicólogos y otros profesionales

La colaboración entre enfermeros, psiquiatras, psicólogos y otros profesionales como parte de un equipo asistencial es esencial para proporcionar una atención integral, eficaz y centrada en el paciente. Esta sinergia entre distintas disciplinas permite combinar conocimientos y perspectivas, garantizando que se tengan en cuenta todos los aspectos de las necesidades del paciente, ya sea en lo que respecta a su estado mental, su bienestar físico o su entorno social. Esta colaboración se basa en una comunicación fluida, el respeto mutuo de las competencias de cada uno y la voluntad compartida de trabajar juntos en el mejor interés del paciente.

Las enfermeras, que suelen estar en el centro de la vida cotidiana de los pacientes, desempeñan un papel clave en esta colaboración. Como profesionales sanitarios en contacto directo con los pacientes, observan de cerca los síntomas, las reacciones al tratamiento y las necesidades inmediatas. A menudo son los primeros en notar cambios en el estado de un paciente, ya sea una mejoría o un deterioro. A través de sus observaciones, los enfermeros proporcionan información valiosa a psiquiatras y psicólogos, que pueden ajustar los tratamientos o las intervenciones en consecuencia. Los enfermeros también son responsables de administrar la medicación y controlar los efectos secundarios, un aspecto crucial en el tratamiento de los trastornos mentales, en el que puede ser necesario ajustar las dosis en función de la respuesta del paciente.

El papel del psiquiatra en esta colaboración es fundamental en términos de diagnóstico y tratamiento farmacológico. El psiquiatra evalúa los síntomas del paciente, establece un diagnóstico y prescribe los tratamientos farmacológicos adecuados. Sin embargo, el éxito del tratamiento depende a menudo de la comunicación permanente con enfermeros, psicólogos y otros miembros del equipo. El psiquiatra debe estar informado en tiempo real de las reacciones del paciente a la medicación, de los posibles efectos secundarios y de cualquier observación conductual que pueda indicar la necesidad de reevaluar el tratamiento. Este diálogo permanente permite personalizar el tratamiento y adaptarlo a las necesidades específicas del paciente.

Los psicólogos aportan conocimientos fundamentales en terapia conductual y cognitiva. Su trabajo complementa el de los psiquiatras, ya que se centran en los aspectos psicológicos de los trastornos mentales, ayudando a los pacientes a comprender y gestionar sus pensamientos, emociones y comportamientos. La colaboración entre psiquiatras y psicólogos es especialmente importante cuando el tratamiento combina terapia farmacológica y psicoterapia. Por ejemplo, un paciente sometido a terapia cognitivo-conductual para la depresión puede beneficiarse del tratamiento farmacológico para estabilizar su estado de ánimo, mientras que la terapia le ayuda a desarrollar estrategias para evitar recaídas. La estrecha comunicación entre el psiquiatra y el psicólogo permite ajustar estas intervenciones en función de la evolución del paciente.

El trabajador social también desempeña un papel indispensable en esta colaboración, abordando los aspectos sociales y ambientales del bienestar del paciente. El trabajador social ayuda a resolver problemas prácticos, como el acceso a la vivienda, los recursos económicos o el apoyo familiar. En colaboración con enfermeros, psiquiatras y psicólogos, el trabajador social garantiza que las intervenciones médicas y psicológicas vayan acompañadas de un apoyo adaptado a la situación social del paciente. Este enfoque holístico es especialmente importante para los pacientes vulnerables, que pueden necesitar apoyo adicional para mantener su tratamiento y evitar recaídas.

Otros profesionales, como terapeutas ocupacionales, nutricionistas y rehabilitadores, aportan conocimientos especializados que enriquecen la atención prestada. El terapeuta ocupacional, por ejemplo, ayuda a los pacientes a recuperar o desarrollar habilidades prácticas para la vida independiente, un aspecto crucial en la rehabilitación de pacientes con trastornos psiquiátricos. Trabajando con el resto del equipo, el terapeuta ocupacional puede garantizar que los objetivos terapéuticos sean coherentes y que las intervenciones apoyen la salud mental y física general del paciente.

La clave de esta colaboración es una comunicación regular y estructurada. Las reuniones de equipo, los informes diarios y el intercambio constante de información entre profesionales son esenciales para coordinar la atención y evitar lagunas en la gestión. Cada profesional no sólo debe compartir sus observaciones y recomendaciones, sino también escuchar e integrar las perspectivas de los demás miembros del equipo. Este enfoque colectivo permite tomar decisiones informadas, basadas en una comprensión completa y compartida de las necesidades del paciente.

El respeto mutuo y el reconocimiento de las competencias de cada uno son también piedras angulares de esta colaboración. Cada profesional sanitario aporta una experiencia única, y es importante que esta experiencia se reconozca y valore dentro del equipo. Un entorno de trabajo en el que todos se sientan respetados y escuchados fomenta una mejor cooperación y, en última instancia, una mejor calidad asistencial para el paciente.

- Reuniones clínicas: una herramienta esencial

La reunión clínica es una herramienta esencial en la asistencia psiquiátrica, ya que es un momento clave en el que todo el equipo asistencial se reúne para compartir información, discutir los casos de los pacientes y coordinar las intervenciones terapéuticas. Es durante estas reuniones cuando se construye una visión global y coherente de cada paciente, lo que permite tomar decisiones informadas y adaptadas a sus necesidades específicas. La reunión clínica no es un simple intercambio de información, sino un foro de colaboración, reflexión colectiva y planificación estratégica destinado a mejorar la calidad de la asistencia.

Uno de los aspectos más importantes de la reunión clínica es la comunicación interprofesional. Cada miembro del equipo, ya sea psiquiatra, enfermero, psicólogo, trabajador social o cualquier otro profesional implicado, aporta una perspectiva única al estado del paciente. El psiquiatra puede, por ejemplo, compartir sus observaciones sobre la eficacia del tratamiento farmacológico, mientras que la enfermera puede informar de cambios sutiles en el comportamiento o el estado de ánimo del paciente observados a diario. El psicólogo puede aportar ideas sobre las sesiones de terapia, mientras que el trabajador social puede proporcionar información sobre el entorno social del paciente y los retos a los que se enfrenta fuera de la institución. Este intercambio de información proporciona una imagen completa de la situación del paciente, integrando los distintos aspectos de su atención.

La reunión clínica también permite coordinar las intervenciones. Cuando un paciente presenta síntomas complejos o su estado evoluciona rápidamente, es esencial que todos los miembros del equipo estén en la misma longitud de onda. La reunión clínica ofrece la oportunidad de discutir cualquier ajuste necesario del plan de tratamiento, ya sea modificando la dosis de medicación, adaptando las sesiones de terapia o poniendo en marcha medidas adicionales de apoyo social. Esta coordinación es crucial para evitar intervenciones contradictorias y garantizar que todos los aspectos de la atención estén en consonancia con los objetivos terapéuticos fijados para el paciente.

Otra ventaja importante de la reunión clínica es la oportunidad de discutir casos complejos o difíciles. Algunos pacientes pueden presentar retos particulares, ya sea por la gravedad de sus síntomas, la resistencia al tratamiento o factores sociales complicados. La reunión clínica permite al equipo reflexionar colectivamente sobre estas situaciones, explorar distintas opciones terapéuticas y aprovechar la experiencia de cada miembro para encontrar soluciones innovadoras y eficaces. Este proceso de reflexión colectiva enriquece la asistencia y ofrece nuevas perspectivas que pueden ser decisivas para la recuperación del paciente.

La reunión clínica es también un momento de aprendizaje y desarrollo profesional para los miembros del equipo. Mediante la discusión de casos clínicos, los cuidadores tienen la oportunidad de compartir sus conocimientos, aprender de la experiencia de los demás y mantenerse al día de las nuevas prácticas y enfoques terapéuticos. Para los cuidadores en formación, asistir a estas reuniones es una valiosa oportunidad para observar cómo se toman las decisiones clínicas, aprender a evaluar situaciones complejas y comprender la importancia de la colaboración interprofesional en la asistencia.

La reunión clínica también desempeña un papel importante en la continuidad asistencial. Cuando un paciente es atendido por varios profesionales, o cuando se produce un cambio en el equipo asistencial, la reunión clínica garantiza una transición fluida. Se comparte la nueva información, se revisan los planes de cuidados si es necesario y se pone al día a todos los miembros del equipo sobre el estado actual del paciente. Esto ayuda a mantener una atención coherente y minimiza el riesgo de errores u omisiones que puedan perjudicar al paciente.

Por último, la reunión clínica refuerza el sentimiento de pertenencia y cohesión dentro del equipo. Trabajar juntos para resolver problemas, compartir éxitos y apoyar a los compañeros en situaciones difíciles contribuye a crear un entorno de trabajo positivo y de colaboración. Esta atmósfera de apoyo mutuo no sólo beneficia a los cuidadores, sino que también se refleja en la calidad de la atención prestada a los pacientes.

Competencias técnicas específicas

- Administración supervisada de tratamientos (psicofármacos, inyecciones)

La administración de tratamientos supervisados, en particular de psicofármacos e inyecciones, es una práctica esencial en psiquiatría, donde la precisión, la vigilancia y el cumplimiento de los protocolos son fundamentales para garantizar la eficacia del tratamiento y la seguridad del paciente. Esta responsabilidad recae principalmente en los enfermeros, que desempeñan un papel central en la gestión cotidiana de los tratamientos farmacológicos. Su tarea va mucho más allá de la mera administración de medicamentos; implica un seguimiento cuidadoso de los efectos terapéuticos y las reacciones adversas, así como una comunicación constante con los demás miembros del equipo sanitario.

Los psicofármacos, que incluyen antidepresivos, antipsicóticos, ansiolíticos y estabilizadores del estado de ánimo, son herramientas poderosas en el tratamiento de los trastornos mentales. Sin embargo, debido a su acción sobre el sistema nervioso central, requieren un seguimiento riguroso. Cada paciente reacciona de forma diferente a los psicofármacos, dependiendo de factores como la genética, la edad, el estado general de salud y la naturaleza específica de su trastorno. Al administrar estos fármacos, los enfermeros deben estar atentos no sólo a los signos de que el tratamiento está funcionando, sino también a los posibles efectos secundarios, que pueden ser de leves a graves.

Por ejemplo, cuando se administran antipsicóticos, el personal de enfermería debe vigilar la aparición de signos de reducción de los síntomas psicóticos, como alucinaciones o delirios, sin dejar de estar alerta ante efectos adversos como sedación excesiva, temblores o discinesias tardías. Del mismo modo, cuando se toman antidepresivos, es crucial vigilar la aparición de cualquier comportamiento suicida, sobre todo en las primeras semanas de tratamiento, cuando el riesgo es mayor. Esta vigilancia permite reaccionar rápidamente en caso necesario, ajustando la posología o informando al psiquiatra de cualquier efecto adverso que pueda requerir un cambio de tratamiento.

La administración de inyecciones, ya sean intramusculares o subcutáneas, es otro componente crítico del tratamiento de los pacientes, sobre todo en los casos en que la vía oral no es adecuada o cuando se utilizan tratamientos de liberación sostenida. Las inyecciones de psicofármacos, como los antipsicóticos de acción prolongada, se utilizan a menudo para garantizar el cumplimiento terapéutico, sobre todo en pacientes que tienen dificultades para tomar su medicación regularmente por vía oral.

Al administrar una inyección, la enfermera debe seguir cuidadosamente los protocolos para asegurarse de que se administra la dosis correcta y de que la técnica es la adecuada, a fin de minimizar el dolor y las posibles complicaciones para el paciente. También es importante vigilar el lugar de la inyección para detectar cualquier reacción local, como inflamación o infección, y asegurarse de que el paciente tolera bien el tratamiento.

El seguimiento no termina con la administración de medicamentos o inyecciones. También incluye la observación continua del estado general del paciente, prestando especial atención a los cambios conductuales, cognitivos y físicos que puedan indicar una reacción al tratamiento. Este seguimiento suele documentarse rigurosamente, con informes periódicos que permiten seguir la evolución del paciente y ajustar el plan de tratamiento en consecuencia.

Al mismo tiempo, la enfermera desempeña una importante función educativa con el paciente. No sólo explican las razones del tratamiento, los efectos esperados y los posibles efectos secundarios, sino que también se aseguran de que el paciente comprenda la importancia de seguir el régimen terapéutico prescrito. Esta educación es esencial para fomentar el cumplimiento del tratamiento, reducir la ansiedad del paciente y evitar errores de medicación.

La comunicación con el resto del equipo asistencial es otro aspecto crucial de la administración supervisada del tratamiento. Las observaciones de la enfermera sobre la respuesta del paciente al tratamiento se comparten en las reuniones clínicas y a través de la documentación, lo que permite al psiquiatra, al psicólogo y a los demás miembros del equipo ajustar sus intervenciones en función de la evolución de las necesidades del paciente. Esta colaboración garantiza que el tratamiento se ajuste constantemente al estado de salud del paciente y a sus objetivos terapéuticos.

- Cuidados corporales para pacientes psiquiátricos

El cuidado corporal adecuado de los pacientes psiquiátricos es una parte esencial de su atención global. No se limita a una simple higiene, sino que abarca un enfoque holístico que tiene en cuenta la dignidad, el bienestar emocional y las necesidades específicas de cada paciente. En psiquiatría, el cuidado del cuerpo requiere una atención especial debido a las vulnerabilidades físicas y psicológicas de los pacientes, así como a los retos únicos asociados a su estado mental.

Uno de los aspectos fundamentales de los cuidados personales en psiquiatría es reconocer y respetar la dignidad del paciente. Los trastornos mentales pueden llevar a menudo a descuidar la higiene personal, ya sea como consecuencia de una depresión profunda, un trastorno psicótico o una incapacidad para gestionar las tareas cotidianas. En este contexto, los cuidadores desempeñan un papel crucial a la hora de ayudar a los pacientes a mantener una buena higiene preservando su autonomía en la medida de lo posible. Esta ayuda debe ofrecerse con tacto, evitando cualquier forma de juicio o condescendencia, para que los pacientes se sientan respetados y apoyados en su viaje de recuperación.

El cuidado corporal personalizado también es esencial. Cada paciente es único, con sus propias preferencias, hábitos y sensibilidades. Algunos pacientes pueden ser muy reacios a recibir cuidados corporales debido a su estado mental, traumas pasados o ansiedades específicas. Por ejemplo, un paciente que sufra un trastorno de estrés postraumático puede experimentar una gran angustia ante el contacto físico o determinadas prácticas de higiene. En estos casos, es importante adaptar los cuidados para minimizar el estrés, comunicándose claramente con el paciente, respetando sus límites y ofreciendo alternativas cuando sea posible.

El respeto del ritmo del paciente también es crucial. Los cuidados corporales deben prestarse teniendo en cuenta el estado de ánimo y el nivel de energía del paciente. Por ejemplo, un paciente en fase de depresión grave puede necesitar más tiempo y estímulo para realizar tareas sencillas como lavarse los dientes o ducharse. Es importante no precipitar estos cuidados, sino integrarlos de forma que no sobrecarguen al paciente, dándole la oportunidad de participar activamente en la medida de sus posibilidades.

Los cuidadores también deben estar atentos a las reacciones corporales y emocionales del paciente durante los cuidados. Algunos pacientes pueden mostrar signos de angustia, como tensión muscular, llanto o agitación. Es importante reconocer estas señales y ajustar los cuidados en consecuencia. Por ejemplo, si un paciente se muestra ansioso durante un tratamiento concreto, el cuidador puede sugerir un descanso, volver a explicar los pasos del tratamiento u ofrecer la posibilidad de elegir la forma de administrarlo. Esta flexibilidad y sensibilidad ayudan a crear un entorno asistencial más tranquilizador para el paciente.

Además, el cuidado corporal en psiquiatría no se limita a la higiene básica. También incluye intervenciones para mejorar el bienestar físico general del paciente, como el tratamiento del dolor, el cuidado de la piel y el fomento de una actividad física adecuada. Por ejemplo, pueden utilizarse masajes suaves o técnicas de relajación para ayudar a reducir la ansiedad y mejorar la calidad del sueño. Fomentar incluso una actividad física moderada también puede tener efectos beneficiosos sobre el estado de ánimo y la salud mental general.

Los cuidados corporales también ofrecen una valiosa oportunidad para reforzar la relación entre el cuidador y el paciente. Durante estos momentos de atención, el cuidador puede establecer un contacto más personal y de confianza con el paciente, ofreciéndole apoyo emocional y escuchando sus preocupaciones. Estas interacciones pueden ayudar a reducir el aislamiento social del paciente, aumentar su autoestima y ofrecerle una forma de consuelo en un entorno seguro.

Por último, la documentación de los cuidados corporales es un aspecto crucial del seguimiento en psiquiatría. Los cuidadores deben registrar no sólo los cuidados prestados, sino también las reacciones del paciente, las dificultades encontradas y los ajustes realizados. Esta documentación permite controlar los cambios en las necesidades del paciente, detectar signos de deterioro o mejora y coordinar las intervenciones con el resto del equipo asistencial.

- Técnicas de restricción física y alternativas a la restricción

Las técnicas de contención física, aunque a veces son necesarias en psiquiatría para garantizar la seguridad del paciente y de los demás, son intervenciones complejas y delicadas que deben utilizarse con el máximo cuidado. La contención, ya sea física o química, es una medida de último recurso, sólo cuando se han agotado todas las demás opciones y el paciente representa un peligro inminente para sí mismo o para los demás. El objetivo principal debe ser siempre proteger al paciente preservando su dignidad y sus derechos, y minimizando el trauma asociado a esta intervención.

La contención física implica el uso de dispositivos o técnicas manuales para restringir los movimientos de un paciente con el fin de evitar comportamientos peligrosos. Puede incluir el uso de cinturones, correas o chalecos de contención, aplicados de forma que inmovilicen parcial o totalmente al paciente. Estos dispositivos deben utilizarse según protocolos estrictos, bajo la supervisión de personal formado, y sólo durante el tiempo necesario para desactivar la crisis. Las sujeciones deben aplicarse con sumo cuidado para evitar lesiones físicas y minimizar el malestar del paciente. Es crucial vigilar constantemente el estado del paciente durante la inmovilización, tanto física como psicológicamente, y documentar cada fase del procedimiento.

Sin embargo, debido a los riesgos asociados a la contención física, incluidos el trauma psicológico, el daño corporal y la posible violación de los derechos del paciente, es esencial explorar y dar prioridad a las alternativas a la contención siempre que sea posible. Las alternativas pretenden evitar la escalada de comportamientos agresivos o autodestructivos sin recurrir a medidas restrictivas.

Una de las principales alternativas es la desescalada verbal, una técnica que consiste en utilizar la comunicación para calmar al paciente y reducir la intensidad de la crisis. Este enfoque se basa en la empatía, la escucha activa y la capacidad de comprender las necesidades y emociones del paciente. Hablar con calma, ofrecer opciones al paciente y validar sus sentimientos puede ayudar a calmar una situación tensa. Por ejemplo, preguntando al paciente qué necesita para sentirse seguro u ofreciéndole un espacio para expresar su ira de forma controlada, el cuidador puede evitar a menudo la necesidad de recurrir a la contención.

El diseño del entorno es otra alternativa eficaz. Un entorno tranquilo y seguro, libre de estímulos estresantes, puede prevenir la agitación y reducir el riesgo de comportamientos agresivos. Esto puede incluir la reducción del ruido, el ajuste de la iluminación o incluso el uso de salas de relajación equipadas con ayudas a la relajación como sillones cómodos, música relajante o actividades sensoriales. Modificando el entorno, se puede ayudar al paciente a recuperar la compostura sin recurrir a medidas restrictivas.

Implicar al paciente en la gestión de su propia crisis también es una técnica valiosa. Trabajando con el paciente cuando se encuentra en un estado estable para desarrollar un plan de crisis personalizado, el cuidador puede identificar los desencadenantes específicos y las estrategias de afrontamiento que el paciente encuentra más útiles. Este plan puede incluir técnicas de relajación, actividades calmantes o contacto con personas de apoyo, y puede activarse ante los primeros signos de escalada. Este enfoque capacita al paciente y le da sensación de control, lo que puede reducir la frecuencia y gravedad de los ataques.

Las intervenciones farmacológicas también pueden considerarse una alternativa a la contención física, pero deben utilizarse con precaución. La administración de fármacos sedantes o ansiolíticos puede ser necesaria para calmar a un paciente en crisis, pero debe hacerse teniendo debidamente en cuenta los posibles efectos secundarios y la necesidad de respetar las decisiones del paciente en la medida de lo posible.

Por último, educar y formar a los cuidadores en técnicas de gestión de crisis y alternativas a la contención es esencial para reducir el uso de estas medidas restrictivas. Los cuidadores deben estar dotados de las habilidades necesarias para reconocer las señales de alarma de una crisis, utilizar técnicas de desescalada e intervenir de forma preventiva. Una cultura asistencial que dé prioridad a la prevención de crisis y valore el respeto a la dignidad del paciente contribuye a reducir la dependencia de las medidas de contención.

Capítulo 3
El diario asistente de cuidados en psiquiatría

Contacto inicial con el paciente

- Acogida de pacientes en salas psiquiátricas

La acogida de un paciente en una unidad psiquiátrica es una etapa fundamental de la relación terapéutica y tiene una influencia significativa en el curso del tratamiento del paciente. Este momento, a menudo cargado de aprensión y vulnerabilidad para el paciente, requiere una atención especial, una gran empatía y una organización rigurosa por parte de los cuidadores. El objetivo es crear un entorno tranquilizador, favorecer un clima de confianza y sentar las bases de una atención adaptada y personalizada.

En cuanto un paciente llega a la planta de psiquiatría, es fundamental ofrecerle una acogida cálida y respetuosa. El primer contacto, ya sea con una enfermera, un médico o un miembro del equipo administrativo, debe caracterizarse por la amabilidad y la comprensión. Los pacientes, que pueden sentirse desorientados, ansiosos o incluso reacios, deben ser recibidos con gestos y palabras que les muestren que están seguros y que se les apoyará durante toda su estancia. Una sonrisa, una mirada empática y una palabra tranquilizadora pueden marcar una gran diferencia en la experiencia inicial del paciente.

La acogida suele comenzar con una entrevista de admisión, durante la cual el cuidador recaba información esencial sobre el estado de salud del paciente, su historial médico, sus síntomas actuales y los motivos de su ingreso. Esta entrevista debe realizarse en un entorno confidencial, donde el paciente se sienta cómodo compartiendo sus preocupaciones sin temor a ser juzgado. El cuidador debe ser un oyente activo, haciendo preguntas abiertas y permitiendo que el paciente se exprese libremente. Esta entrevista también es una oportunidad para tranquilizar al paciente sobre el curso de su estancia, explicarle las normas del departamento y responder a cualquier pregunta que pueda tener.

También es importante presentar al paciente al equipo de enfermería y mostrarle la sala. Esta etapa, a menudo descuidada, es esencial para que el paciente se familiarice con su nuevo entorno. Un recorrido por las instalaciones, acompañado de explicaciones claras sobre el funcionamiento de la sala, los horarios de las comidas, las actividades que se ofrecen y las zonas de relajación, ayuda a reducir la ansiedad asociada a lo desconocido. Conocer las caras y los nombres de los cuidadores que le atenderán refuerza la sensación de seguridad del paciente y le ayuda a sentirse menos aislado.

Cuando los pacientes ingresan en un pabellón psiquiátrico, también hay que tener en cuenta sus necesidades específicas. Algunos pacientes pueden requerir una atención especial debido a su estado mental, su vulnerabilidad física o su situación social. Por ejemplo, un paciente con angustia aguda o que muestre un comportamiento suicida debe ser atendido inmediatamente, con las medidas de seguridad adecuadas. Del mismo modo, un paciente con problemas cognitivos o desorientación puede necesitar ayuda adicional para orientarse en el servicio y comprender la información facilitada.

Implicar a los familiares en la recepción del paciente es también un aspecto importante, siempre que sea posible y apropiado. Los familiares pueden desempeñar un papel clave en la transición del paciente al pabellón psiquiátrico, proporcionando apoyo emocional e información valiosa sobre la historia médica y personal del paciente. El equipo asistencial debe acoger a los familiares con la misma amabilidad que al paciente, informándoles sobre el plan de cuidados y respondiendo a sus preguntas. Esto ayuda a crear una red de apoyo en torno al paciente, que es esencial para su recuperación.

Por último, documentar la información recopilada a la llegada es crucial para garantizar una atención coherente y continuada. Los datos sobre el estado de salud, los antecedentes, las necesidades específicas y las reacciones iniciales del paciente a su llegada deben registrarse con precisión y compartirse con el equipo sanitario. Esta documentación permite seguir la evolución del paciente, adaptar los cuidados a sus necesidades y garantizar la continuidad de la asistencia.

- La importancia del primer intercambio

El primer intercambio entre un cuidador y un paciente, especialmente en un contexto psiquiátrico, es un momento de crucial importancia. Este primer contacto marca la pauta de la relación terapéutica y desempeña un papel decisivo en la percepción que el paciente tiene del conjunto de sus cuidados. Es durante este intercambio inicial cuando se sientan las bases de la confianza, la comprensión mutua y la sensación de seguridad, elementos esenciales para una colaboración fructífera entre el paciente y el equipo sanitario.

Cuando un paciente entra en contacto por primera vez con un cuidador, puede experimentar una serie de emociones intensas, desde miedo y ansiedad hasta confusión y desconfianza. Estos sentimientos son especialmente pronunciados en psiquiatría, donde los pacientes pueden sentirse particularmente vulnerables debido a la naturaleza de su trastorno, su estado mental o su situación personal. El primer intercambio es, por tanto, una valiosa oportunidad para que el cuidador tranquilice al paciente, reconozca sus emociones y le muestre que está siendo atendido con respeto y amabilidad.

La empatía está en el centro de este primer intercambio. El cuidador debe ser un oyente activo, tomándose el tiempo necesario para comprender lo que expresa el paciente, tanto verbal como no verbalmente. El objetivo no es sólo recabar información clínica, sino también comprender las preocupaciones, temores y expectativas del paciente. Por ejemplo, un simple "¿Cómo se encuentra hoy?" o "¿Qué es lo que más le preocupa en este momento?" puede abrir la puerta a una conversación que ayude al paciente a sentirse escuchado y comprendido. Este reconocimiento de las emociones del paciente ayuda a establecer un vínculo de confianza, esencial para cualquier interacción futura.

La primera conversación es también una oportunidad para que el cuidador se presente y explique su papel de forma clara y accesible. Al describir brevemente los pasos siguientes y el plan general de tratamiento, y al responder a las preguntas del paciente, el cuidador elimina parte de la incertidumbre que rodea a la hospitalización o la consulta. Esta transparencia ayuda al paciente a sentirse más dueño de su situación, reduciendo así la ansiedad asociada a lo desconocido. Por ejemplo, el cuidador podría decir: "Estoy aquí para apoyarle y asegurarme de que recibe la atención que necesita. Juntos trabajaremos para mejorar tu estado".

La forma en que el cuidador aborda la primera conversación también puede influir en la disposición del paciente a comprometerse con el proceso terapéutico. Una acogida cálida y un diálogo abierto animan a los pacientes a participar activamente en su tratamiento, compartir sus preocupaciones y seguir las recomendaciones médicas. Por el contrario, un intercambio inicial que se perciba como distante, impersonal o precipitado puede reforzar la resistencia del paciente, exacerbar sus temores y dañar la relación terapéutica.

El primer intercambio también permite al cuidador observar las reacciones iniciales del paciente y adaptar su enfoque en consecuencia. Por ejemplo, si el paciente muestra signos de angustia o reticencia a hablar, el cuidador puede optar por ralentizar el ritmo, hacer preguntas más abiertas o sugerir pausas para que el paciente se sienta más cómodo. Esta capacidad de adaptarse a las necesidades del paciente desde el principio es esencial para establecer una relación basada en la confianza y el respeto.

Por último, este primer intercambio tiene un valor simbólico. Para el paciente, a menudo marca el comienzo de un nuevo capítulo en su vida, en el que acepta recibir ayuda e iniciar un proceso de curación. Para el cuidador, es una oportunidad de mostrar su compromiso con el bienestar del paciente, sentar las bases de una relación terapéutica constructiva y demostrar su experiencia sin dejar de ser accesible y humano.

- Crear un clima de confianza y seguridad

Crear un clima de confianza y seguridad es un paso fundamental en cualquier relación terapéutica, especialmente en psiquiatría, donde los pacientes suelen enfrentarse a sentimientos de inseguridad, vulnerabilidad e incertidumbre. Este clima no sólo es deseable; es esencial para que los pacientes se abran, participen activamente en su tratamiento y avancen hacia la recuperación. La confianza y la seguridad son las bases sobre las que se asienta una atención eficaz y respetuosa, y construirlas requiere un enfoque deliberado, paciente y empático por parte de los cuidadores.

El primer paso para crear un clima de confianza es establecer una comunicación abierta y honesta con el paciente. Esto significa que el cuidador debe ser transparente en sus acciones e intenciones, explicando claramente cada etapa del proceso asistencial y respondiendo a las preguntas del paciente de forma completa y sincera. Por ejemplo, explicar por qué se recomienda un determinado tratamiento, cómo funciona y qué efectos secundarios cabe esperar, ayuda a reducir la ansiedad del paciente y demuestra que el cuidador respeta su necesidad de entender lo que le ocurre. Esta transparencia refuerza la credibilidad del cuidador y anima al paciente a confiar en sus consejos.

La escucha activa es otro pilar esencial para crear un clima de confianza y seguridad. No se trata sólo de oír lo que el paciente tiene que decir, sino de escuchar de verdad, con atención y empatía. El cuidador debe ser paciente, permitir que el paciente se exprese a su ritmo y validar sus sentimientos y preocupaciones. Por ejemplo, cuando el paciente expresa miedo o preocupación, el cuidador puede responder con frases como "Entiendo que esto pueda asustarle" o "Gracias por compartir esto conmigo, es importante para que pueda ayudarle mejor". Este reconocimiento de las emociones del paciente demuestra que se le toma en serio y que no está solo en sus dificultades.

El respeto a la individualidad del paciente también es crucial. Cada paciente llega con sus propias experiencias, valores y temores. Los cuidadores deben adaptar su enfoque para tener en cuenta estas particularidades, evitando hacer suposiciones o emitir juicios. Esto puede adoptar la forma de pequeños gestos, como respetar las preferencias del paciente en cuanto a cuidados corporales o dieta, o adaptar las interacciones a la cultura o religión del paciente. Al reconocer y respetar la identidad única de cada paciente, el cuidador refuerza la sensación de seguridad y respeto mutuo.

La coherencia y la fiabilidad en las acciones del cuidador son también factores clave para establecer un clima de confianza. El paciente debe poder confiar en que se hará lo que se dice y en que se cumplirán las promesas hechas. Por ejemplo, si un cuidador promete volver a una hora determinada o comprobar un síntoma concreto, es crucial que ese compromiso se cumpla. Esta coherencia demuestra al paciente que el cuidador es digno de confianza, incluso en momentos de duda o crisis.

Crear un entorno físico y emocional seguro es otro componente esencial. El entorno en el que vive el paciente debe ser tranquilizador, libre de amenazas o estímulos estresantes. Esto incluye zonas de atención bien equipadas, limpias y cómodas, en las que se respete la intimidad del paciente. El ambiente general debe inspirar tranquilidad, y los cuidadores deben mantener una actitud calmada y tranquilizadora, incluso en situaciones tensas. Un entorno seguro ayuda a los pacientes a relajarse, reducir el estrés y concentrarse en su recuperación.

La confianza y la seguridad también se construyen reconociendo y respetando los derechos de los pacientes. Los pacientes deben sentirse libres para hacer preguntas, participar en las decisiones sobre su tratamiento y rechazar intervenciones si así lo desean. Hay que respetar su autonomía y animarles a expresar sus preferencias y preocupaciones. Al incluir al paciente como socio activo en su propio cuidado, el cuidador refuerza la sensación de control del paciente sobre su vida, lo que es esencial para su seguridad emocional.

Por último, la implicación de familiares y amigos también puede contribuir a reforzar este clima de confianza y seguridad. Cuando se les implica y apoya, los familiares pueden constituir una red de seguridad adicional para el paciente. El cuidador debe facilitar esta implicación comunicándose regularmente con los familiares, manteniéndolos informados de la evolución del paciente e involucrándolos en el proceso asistencial cuando proceda.

Gestión de crisis y emergencias

- Gestión de crisis violentas: prevención e intervención

La gestión de las crisis violentas en los entornos psiquiátricos es un aspecto crucial de la práctica asistencial, que requiere tanto habilidades de prevención como de intervención. Las crisis violentas pueden surgir repentinamente, desencadenadas por diversos factores como la frustración, el miedo, los síntomas psicóticos o las interacciones sociales estresantes. Para garantizar la seguridad de los pacientes, del personal asistencial y de otras personas, es esencial poner en marcha estrategias eficaces de prevención e intervención.

La prevención es el primer pilar de la gestión de crisis de violencia. Se basa en un conocimiento profundo de los posibles factores desencadenantes y en la aplicación de medidas para mitigarlos. Es esencial observar atentamente el comportamiento del paciente. Los cuidadores deben estar formados para identificar las señales de alarma de la violencia, como agitación, irritabilidad, retraimiento repentino, palabras amenazadoras o gestos bruscos. Al reconocer estas señales tempranas, pueden intervenir de forma proactiva para apaciguar la situación antes de que se convierta en una crisis.

Una de las estrategias de prevención más eficaces es la creación de un entorno de cuidados relajante y tranquilizador. Esto significa reducir al mínimo las fuentes de estrés, como el ruido excesivo, las interacciones conflictivas o los entornos abarrotados. Los espacios deben estar diseñados para ofrecer zonas tranquilas donde los pacientes puedan retirarse si se sienten abrumados. Además, un enfoque asistencial centrado en la escucha y la empatía ayuda a reducir los sentimientos de frustración y angustia de los pacientes, reduciendo así el riesgo de comportamientos violentos.

La comunicación también desempeña un papel crucial en la prevención de las crisis violentas. Los cuidadores deben mantener un diálogo abierto con los pacientes, permitiéndoles expresarse libremente sobre sus emociones, necesidades y preocupaciones. Adoptando una actitud no crítica y validando los sentimientos del paciente, el cuidador puede a menudo calmar una situación tensa. Por ejemplo, preguntas como "¿Qué le preocupa en este momento? o "¿Cómo puedo ayudarle a sentirse mejor? pueden calmar los sentimientos de ira o injusticia antes de que se conviertan en violencia.

A pesar de todas las medidas preventivas, puede producirse una crisis violenta. En tales casos, la intervención debe ser rápida, bien coordinada y respetuosa con la dignidad del paciente. El primer paso en la intervención es evaluar la situación con calma pero alerta, determinando el nivel de peligro inmediato. Si la situación lo permite, es prioritario utilizar técnicas verbales de desescalada. Hablar con voz tranquila y serena, evitar los gestos bruscos y mantener un contacto visual tranquilizador son métodos que pueden ayudar a calmar al paciente.

Los cuidadores deben intentar reducir la tensión ofreciendo soluciones y opciones al paciente. Por ejemplo, sugerir al paciente que se vaya a un lugar más tranquilo o que se tome un momento para calmarse puede ayudar a desviar la atención de la situación de crisis. También es importante no enfrentarse al paciente de forma agresiva ni arrinconarlo, ya que esto podría empeorar la situación.

Si fracasan los intentos de desescalada verbal y la situación sigue agravándose, pueden ser necesarias medidas más directas. Es esencial que el equipo asistencial esté bien formado en técnicas de contención física, que deben aplicarse de forma segura y humana, minimizando el riesgo de lesiones para el paciente y el personal. La contención sólo debe utilizarse como último recurso, cuando se hayan agotado todas las demás opciones y esté en juego la seguridad.

Al mismo tiempo, es importante proteger a los demás pacientes y al personal. Las personas no implicadas deben mantenerse alejadas de la zona de crisis para evitar que la situación se agrave. El equipo asistencial debe trabajar de forma coordinada, con funciones claramente definidas para cada miembro, a fin de gestionar la situación con eficacia y rapidez.

Tras la gestión inmediata de la crisis, es crucial una fase de debriefing. Es importante evaluar qué condujo a la crisis, qué funcionó bien en la intervención y qué podría mejorarse en el futuro. El paciente también debe participar en este proceso, en la medida de sus posibilidades, para comprender lo sucedido, por qué se tomaron determinadas medidas y cómo evitar situaciones similares en el futuro.

- Respuesta a los intentos de fuga

Tratar los intentos de fuga en un entorno psiquiátrico es una situación delicada que requiere una respuesta rápida, pero que también está marcada por la sensibilidad y el respeto hacia el paciente. Los intentos de fuga suelen estar motivados por sentimientos de miedo, desesperación, confusión o un intenso deseo de volver a un entorno percibido como más seguro o familiar. Como cuidador, es esencial abordar estas situaciones con una profunda comprensión de las motivaciones del paciente, garantizando al mismo tiempo su seguridad y la de los demás.

A la primera señal de intento de fuga, es crucial intervenir rápidamente para evitar que la situación se agrave. El objetivo principal es garantizar la seguridad del paciente sin recurrir inmediatamente a medidas coercitivas, que podrían exacerbar su angustia. El primer paso suele ser intentar calmar la situación utilizando un enfoque verbal, dirigiéndose al paciente con calma y asertividad. Es importante mantener una distancia física segura, intentando establecer contacto visual, si es posible.

La comunicación desempeña un papel clave en estos momentos críticos. El cuidador debe intentar comprender por qué el paciente quiere huir. Preguntas abiertas y no acusatorias como "¿Qué te preocupa? o "¿Por qué necesitas irte?" pueden ayudar a distender la situación y hacer que el paciente se sienta escuchado y tomado en serio. Este enfoque suele establecer un diálogo que puede reducir la percepción de urgencia del paciente y darle una sensación de control sobre la situación.

Si el paciente se muestra receptivo, puede ser útil sugerir una alternativa a la huida. Por ejemplo, el cuidador podría sugerir alejarse juntos del lugar donde se inició el incidente, a un lugar más tranquilo, o hablar con otro miembro del equipo asistencial para comentar sus preocupaciones. El objetivo es desviar la atención del paciente del intento de fuga ofreciéndole una solución que satisfaga su necesidad de sentirse seguro o recuperar la sensación de control.

Sin embargo, si el paciente persiste en su intento de huir y la situación se vuelve crítica, deben tomarse medidas más directas. El equipo asistencial debe estar preparado para actuar de forma coordinada, siguiendo los protocolos establecidos para gestionar este tipo de situaciones. Es importante asegurarse de que todas las posibles salidas están vigiladas y de que el paciente no puede salir del recinto sin supervisión. Al mismo tiempo, es importante evitar que el paciente se sienta atrapado, lo que podría aumentar su agitación.

En algunos casos, puede ser necesaria la intervención física para evitar que el paciente se ponga en peligro. Esta intervención debe llevarse a cabo con el máximo cuidado para minimizar el estrés y el riesgo de lesiones. El equipo debe estar formado para utilizar técnicas de contención seguras sólo como último recurso, y siempre con el máximo respeto por la dignidad del paciente. A lo largo del procedimiento, es crucial seguir hablando con el paciente, de forma tranquilizadora y tranquilizadora, para intentar reducir la escalada de la situación.

Una vez controlado el intento de fuga, es esencial acompañar al paciente en una fase de tranquilización. Esta es una oportunidad para que el cuidador discuta con el paciente lo que ha sucedido, explore las causas del intento de fuga y trabaje conjuntamente para prevenir futuros incidentes. Esta discusión debe tener lugar en un entorno seguro, donde el paciente se sienta libre para hablar sin miedo a ser juzgado o reprendido.

La participación del equipo asistencial en un debriefing tras un intento de fuga también es crucial. Esto implica discutir la intervención, identificar lo que funcionó bien y lo que podría mejorarse, y poner en marcha medidas preventivas adaptadas al paciente para evitar que la situación se repita. Esto puede incluir ajustes en el plan de cuidados, cambios en el entorno o la introducción de nuevas estrategias de gestión del estrés y la ansiedad para el paciente.

- Gestión de las crisis suicidas

Tratar las crisis suicidas en el ámbito psiquiátrico es una tarea urgente y delicada a la vez, que requiere una intervención inmediata, una profunda empatía y experiencia clínica para evitar que el paciente actúe y para apoyarle en un momento de angustia extrema. Cada minuto cuenta en estas situaciones, y el objetivo principal es estabilizar al paciente, reducir el riesgo inmediato e iniciar un proceso de apoyo y tratamiento que le ayude a recuperar cierto grado de estabilidad emocional.

Ante una crisis suicida, el primer paso es una evaluación rápida de la situación para determinar el nivel de riesgo. Esta evaluación se basa en la observación cuidadosa de los signos clínicos, como la agitación, la desesperación expresada verbalmente, los planes o medios suicidas ya considerados y los antecedentes personales de intentos de suicidio. Es esencial que el cuidador aborde esta evaluación con una actitud libre de prejuicios, formulando preguntas directas pero empáticas: "¿Tiene pensamientos suicidas en este momento? o "¿Ha pensado en cómo podría acabar con su vida? Estas preguntas, aunque difíciles, son cruciales para comprender el estado mental del paciente y determinar la urgencia de la situación.

La comunicación está en el centro de la gestión de las crisis suicidas. Los pacientes necesitan sentirse escuchados, comprendidos y apoyados. El cuidador debe crear un espacio en el que el paciente se sienta lo bastante seguro como para expresar sus pensamientos más oscuros sin temor a ser juzgado. Este diálogo puede revelar elementos cruciales para la gestión de crisis, como desencadenantes específicos de la angustia del paciente, miedos, sentimientos de desesperación o pérdidas recientes. Por ejemplo, un paciente que expresa sentimientos de ser una carga para sus seres queridos puede beneficiarse de una respuesta empática y tranquilizadora, en la que el cuidador reafirme el valor y la importancia de su vida.

Junto a esta comunicación empática, deben tomarse medidas inmediatas para garantizar la seguridad del paciente. Esto puede incluir una mayor vigilancia, la retirada de objetos potencialmente peligrosos del entorno o la administración de tratamientos médicos de urgencia para aliviar la ansiedad o la depresión graves. Si el paciente está en peligro inminente, puede ser necesaria su hospitalización en una unidad de cuidados intensivos psiquiátricos para garantizar una vigilancia continua y un tratamiento intensivo.

La implicación del equipo asistencial es esencial en la gestión de las crisis suicidas. Un enfoque multidisciplinar, que incluya psiquiatras, psicólogos, enfermeras y posiblemente trabajadores sociales, proporciona una respuesta integral y coordinada. El psiquiatra puede evaluar la necesidad de tratamiento farmacológico, mientras que el psicólogo puede iniciar el apoyo psicoterapéutico para ayudar al paciente a explorar las causas subyacentes de la crisis y desarrollar estrategias de afrontamiento. Los enfermeros, por su parte, realizan un seguimiento continuo del paciente, asegurándose de que se atienden sus necesidades físicas y emocionales.

Una vez superada la crisis aguda, el tratamiento no se detiene. Es esencial poner en marcha un plan de seguimiento intensivo para apoyar al paciente en los días y semanas siguientes, un periodo en el que el riesgo de recurrencia suele ser alto. Esto puede incluir consultas periódicas con un psiquiatra, terapia individual o de grupo y apoyo continuo para ayudar al paciente a recuperar el equilibrio emocional. El cuidador también debe trabajar con el paciente para identificar y reforzar las redes de apoyo, ya sea dentro de la familia, entre amigos o en la comunidad, con el fin de reducir el aislamiento.

Otro aspecto crucial del seguimiento es la evaluación y gestión de los factores de riesgo a largo plazo. Esto puede incluir la gestión de trastornos psiquiátricos subyacentes, como la depresión, el trastorno bipolar o los trastornos de la personalidad, que aumentan el riesgo de suicidio. También es importante trabajar en estrategias de prevención de recaídas, enseñando al paciente técnicas de gestión del estrés, regulación emocional y resolución de problemas. Estas intervenciones ayudan al paciente a desarrollar recursos internos para afrontar futuros momentos de crisis, reduciendo así el riesgo de futuros intentos de suicidio.

Por último, es esencial implicar a los pacientes en su propio plan de cuidados, dándoles un sentido de responsabilidad y animándoles a tomar parte activa en su recuperación. Implicando a los pacientes en las decisiones sobre su tratamiento, ayudándoles a fijar objetivos realistas y reforzando su sensación de control sobre sus vidas, los cuidadores pueden ayudarles a recuperar el sentido y la esperanza donde antes reinaba la desesperación.

Cuidados diarios

- Ayudar a los pacientes con las actividades de la vida diaria

Apoyar a los pacientes en sus actividades de la vida diaria (AVD) es un componente esencial de la atención psiquiátrica, ya que estas actividades desempeñan un papel crucial en la recuperación y reintegración social de los pacientes. Las AVD, que incluyen tareas como la higiene personal, comer, vestirse y las actividades domésticas, suelen verse afectadas por los trastornos mentales. Apoyar a los pacientes en estas actividades no sólo pretende satisfacer sus necesidades inmediatas, sino también devolverles la confianza en sus capacidades, fomentar su independencia y mejorar su calidad de vida.

Uno de los primeros pasos en este proceso es evaluar las capacidades y necesidades específicas de cada paciente. Algunos pacientes pueden realizar ciertas tareas de forma independiente, mientras que otros pueden necesitar asistencia parcial o total. Esta evaluación debe realizarse con empatía y sin juzgar, teniendo en cuenta las limitaciones físicas y psicológicas del paciente, así como sus preferencias personales. Por ejemplo, un paciente que sufre una depresión grave puede necesitar apoyo motivacional para realizar actividades de higiene personal, mientras que un paciente con esquizofrenia puede requerir supervisión para garantizar la seguridad en las tareas domésticas.

El apoyo a las AVD debe diseñarse de forma que se respete la dignidad del paciente y se fomente su autonomía en la medida de lo posible. Es importante permitir que el paciente participe activamente en estas actividades, aunque ello implique hacer las cosas más despacio o de forma imperfecta. El objetivo es reforzar la confianza del paciente en sus propias capacidades, animándole a tomar decisiones y realizar tareas por sí mismo. Por ejemplo, en lugar de preparar la comida para el paciente, el cuidador puede invitarle a participar en la preparación cortando verduras o poniendo la mesa, mientras le ofrece discreto apoyo y ánimo.

La regularidad y la estructura también son elementos clave en el apoyo a las AVD. Muchos pacientes psiquiátricos se benefician de una rutina diaria que les proporcione un marco estable y predecible. Los cuidadores pueden ayudar a establecer y mantener estas rutinas, animando a los pacientes a realizar tareas específicas en momentos regulares del día. Esta estructura ayuda a reducir la ansiedad, proporciona una sensación de normalidad y crea señales temporales que pueden ser especialmente beneficiosas para los pacientes que sufren trastornos cognitivos o desorientación.

El apoyo a las AVD no se limita a los aspectos físicos de las tareas, sino que también abarca el apoyo emocional y social. Los cuidadores deben ser conscientes del impacto psicológico de estas actividades en el paciente, sobre todo cuando surgen dificultades o frustraciones. Por ejemplo, un paciente que tiene dificultades para completar una tarea sencilla como vestirse puede sentirse avergonzado o frustrado. En esos momentos, el cuidador desempeña un papel crucial ofreciendo palabras de consuelo, normalizando las dificultades encontradas y animando al paciente a perseverar. Este apoyo empático ayuda al paciente a superar los obstáculos emocionales y a sentirse respaldado en sus esfuerzos.

El desarrollo de las habilidades sociales y de comunicación también forma parte del apoyo a las AVD. Las interacciones sociales, ya sea con otros pacientes, cuidadores o familiares, suelen ser un aspecto de las actividades cotidianas. Los cuidadores pueden ayudar a los pacientes a mejorar sus habilidades de comunicación modelando interacciones sociales adecuadas, fomentando las conversaciones y creando oportunidades para que los pacientes interactúen con otras personas en un entorno seguro. Por ejemplo, participar en comidas comunes o actividades de grupo puede ser una oportunidad para que los pacientes practiquen y refuercen sus habilidades sociales.

Por último, el apoyo a las AVD debe adaptarse a la evolución del paciente y a sus necesidades cambiantes. Se trata de un proceso dinámico, y es esencial reevaluar periódicamente las capacidades del paciente, ajustar el nivel de apoyo y establecer nuevos objetivos realistas. El cuidador debe ser flexible y receptivo, adaptando su enfoque a medida que el paciente mejora o encuentra dificultades. Esto puede incluir la introducción gradual de nuevas responsabilidades o la modificación de las estrategias de apoyo para satisfacer mejor las necesidades del paciente.

- Higiene adecuada y cuidados de confort

Unos cuidados de higiene y confort adecuados en el entorno psiquiátrico son esenciales para garantizar el bienestar físico y psicológico de los pacientes. Estos cuidados van mucho más allá de la simple satisfacción de las necesidades básicas; representan una dimensión fundamental de la atención global, en la que cada gesto y cada atención contribuyen a preservar la dignidad de los pacientes, reforzar su autoestima y favorecer su recuperación. Proporcionar unos **cuidados de** higiene y confort adecuados requiere un enfoque individualizado, respetuoso y empático, que tenga en cuenta las particularidades y vulnerabilidades de cada paciente.

Uno de los primeros aspectos a tener en cuenta es la importancia de adaptar **los cuidados** higiénicos a las necesidades específicas de cada paciente. Los trastornos mentales pueden llevar a menudo a descuidar la higiene personal, ya sea por falta de motivación o por incapacidad para realizar estas tareas de forma independiente. Para algunos pacientes, la simple tarea de ducharse o lavarse los dientes puede resultar insuperable debido a su estado mental. El papel del cuidador es evaluar estas necesidades con sensibilidad y sin juzgarlas, y después ofrecer el apoyo adecuado, ya sea asistencia parcial o total.

La dignidad del paciente debe respetarse siempre en los cuidados de higiene. Esto significa permitirle participar en la medida de lo posible, aunque ello implique hacer las cosas más despacio o de forma imperfecta. Por ejemplo, se puede animar a un paciente a que elija su propia ropa o a que se encargue de ciertas fases de su aseo, bajo la benévola supervisión del cuidador. Este tipo de apoyo no se limita al apoyo físico, sino que también incluye el estímulo psicológico, destinado a aumentar la confianza del paciente en sí mismo y motivarle para que se implique en su propio cuidado.

La comunicación desempeña un papel crucial en la prestación de cuidados de higiene y confort. El cuidador debe explicar cada etapa de los cuidados, pedir el consentimiento del paciente antes de **emprender** cualquier acción y estar atento a sus reacciones verbales y no verbales. Esta comunicación abierta ayuda a reducir la ansiedad del paciente, tranquilizarle y mostrarle que se respetan sus preferencias y límites. Por ejemplo, un paciente puede preferir que ciertos cuidados se los preste una persona de su mismo sexo, o puede sentirse incómodo con determinados procedimientos; estas preferencias deben escucharse y respetarse para garantizar una experiencia asistencial positiva.

También son esenciales los cuidados de confort, que incluyen el tratamiento del dolor, la hidratación, la nutrición y la sedestación en una posición cómoda. En un entorno psiquiátrico, estos cuidados deben proporcionarse teniendo en cuenta el estado mental del paciente. Por ejemplo, un paciente que sufre una depresión grave puede necesitar una atención especial para fomentar una dieta regular y equilibrada, **mientras que** un paciente ansioso puede beneficiarse de técnicas de relajación o de un entorno relajante para mejorar el confort general.

Adaptar los cuidados de higiene y confort también implica observar atentamente las señales de angustia o malestar. Los pacientes pueden expresar su malestar de forma sutil, a través de gestos, expresiones faciales o cambios en su comportamiento. El cuidador debe ser capaz de reconocer estas señales y responder ajustando los cuidados para satisfacer mejor las necesidades del paciente. Por ejemplo, si un paciente muestra signos de tensión o resistencia durante los cuidados, el cuidador puede sugerir un descanso, volver a explicar el procedimiento o ajustar el método para que los cuidados sean más tolerables.

Por último, la higiene y los cuidados de confort brindan una valiosa oportunidad para reforzar la relación de confianza entre paciente y cuidador. Estos momentos, a menudo percibidos como íntimos y personales, permiten al cuidador mostrar su compromiso y respeto por el paciente. Al ofrecer cuidados con delicadeza, respeto y paciencia, el cuidador puede ayudar a disipar temores, reducir el aislamiento y hacer que el paciente se sienta apoyado y valorado. Esta relación de confianza es fundamental para el éxito del tratamiento global y para el bienestar emocional del paciente.

- Gestión de las comidas y trastornos alimentarios

La gestión de las comidas y los trastornos alimentarios en el ámbito psiquiátrico es una tarea delicada y esencial, que requiere un enfoque a la vez matizado y empático. Más allá de su función nutricional, las comidas desempeñan un papel crucial en el bienestar general de los pacientes, y su gestión debe tener en cuenta las características específicas de cada individuo, especialmente en presencia de trastornos alimentarios. Estos trastornos, ya sean anorexia, bulimia, atracones u otras formas de disfunción alimentaria, requieren una atención especial, ya que a menudo están relacionados con problemas psicológicos profundamente arraigados.

Uno de los primeros aspectos a tener en cuenta a la hora de gestionar las comidas es evaluar las necesidades y preferencias dietéticas del paciente. Cada paciente tiene unas necesidades nutricionales específicas, en las que pueden influir su estado de salud física, los tratamientos farmacológicos y, por supuesto, la naturaleza de su trastorno alimentario. Por ejemplo, un paciente que sufre anorexia nerviosa puede tener aversión a ciertos alimentos o un miedo intenso a ganar peso, mientras que un paciente bulímico puede experimentar ciclos de atracones seguidos de purgas. Es esencial comprender esta dinámica para adaptar las comidas en consecuencia, respetando al mismo tiempo los límites y las capacidades del paciente.

La personalización de las comidas es una estrategia clave para tratar los trastornos alimentarios en el ámbito psiquiátrico. Esto puede implicar la creación de planes de comidas específicos, diseñados en colaboración con nutricionistas y psicólogos, que tengan en cuenta las necesidades nutricionales y los objetivos terapéuticos del paciente. Por ejemplo, para un paciente anoréxico, puede ser necesario comenzar con pequeñas porciones de comidas equilibradas, presentadas de forma no amenazante, e ir aumentando gradualmente las cantidades a medida que la tolerancia y el progreso del paciente lo permitan. Para un paciente bulímico, la atención puede centrarse en comidas regulares y equilibradas, acompañadas de apoyo para reducir los comportamientos compensatorios.

El entorno en el que se toman las comidas también desempeña un papel crucial. Un entorno tranquilo, seguro y sin estrés es esencial para animar a los pacientes a comer. Es importante evitar la presión innecesaria, que podría exacerbar los síntomas del trastorno alimentario. Por el contrario, las comidas deben presentarse como un momento de consuelo y placer, en el que se anima al paciente, pero nunca se le obliga, a comer. El cuidador debe estar atento a las señales de angustia del paciente y estar preparado para adaptar el enfoque en función de su nivel de comodidad.

La supervisión y el apoyo durante las comidas suelen ser necesarios, sobre todo en el caso de pacientes con trastornos alimentarios graves. Esta supervisión no sólo garantiza que el paciente consuma una cantidad suficiente de alimentos, sino que también proporciona apoyo psicológico. Por ejemplo, un cuidador puede permanecer cerca del paciente durante la comida, ofreciéndole ánimos verbales, tranquilizándole sobre la seguridad de los alimentos o charlando tranquilamente para distraer la atención del acto de comer. Esta presencia tranquilizadora puede ayudar a reducir la ansiedad asociada a la comida y reforzar la sensación de seguridad del paciente.

Las conversaciones posteriores a las comidas también pueden ser útiles, especialmente para los pacientes que tienden a sentirse culpables o ansiosos después de comer. Estos momentos permiten al paciente expresar sus sentimientos y preocupaciones, y al cuidador normalizar estas emociones, ofreciendo estrategias para gestionarlas. Por ejemplo, hablar de los beneficios de la comida para la salud y la recuperación, o establecer actividades tranquilizadoras después de las comidas, puede ayudar a los pacientes a asociar las comidas con experiencias positivas y no con fuentes de estrés.

Trabajar con un equipo multidisciplinar es crucial para el tratamiento de los trastornos alimentarios. Al trabajar con nutricionistas, psicólogos, psiquiatras y enfermeras, el cuidador puede garantizar que el plan de atención del paciente sea coherente y esté bien coordinado. Esta colaboración permite abordar no sólo los aspectos nutricionales, sino también las dimensiones psicológicas y emocionales de los trastornos alimentarios, proporcionando una atención integral adaptada a las necesidades específicas del paciente.

También es esencial implicar a los pacientes en la gestión de sus comidas, respetando su autonomía en la medida de lo posible. Esto puede incluir participar en la planificación de las comidas, poder elegir determinados alimentos o participar en actividades relacionadas con la comida, como cocinar o preparar la comida. Implicar a los pacientes de este modo aumenta su sensación de control y puede ayudar a reducir la ansiedad por comer.

El papel del apoyo psicológico

- Ofrecer apoyo emocional: técnicas y enfoques

Ofrecer apoyo emocional es un componente esencial de la asistencia, sobre todo en los entornos psiquiátricos, donde los pacientes se enfrentan a menudo a retos emocionales intensos y complejos. El apoyo emocional es más que una escucha pasiva; implica una serie de técnicas y enfoques que pretenden comprender y validar las emociones de los pacientes y apoyarles en un proceso de curación y recuperación. Un apoyo emocional eficaz se basa en la empatía, la comunicación y un profundo conocimiento de las necesidades psicológicas de cada paciente.

Una de las primeras técnicas para ofrecer apoyo emocional es la escucha activa. La escucha activa va más allá de simplemente oír las palabras del paciente; implica estar plenamente presente, prestando atención no sólo a las palabras, sino también a los sentimientos expresados a través del tono de voz, las expresiones faciales y el lenguaje corporal. El cuidador debe crear un espacio seguro en el que el paciente se sienta libre para expresarse sin temor a ser juzgado. Esto puede demostrarse asintiendo con la cabeza, utilizando frases como "lo entiendo" o "esto debe de ser muy difícil para usted", y manteniendo un contacto visual amistoso. La escucha activa demuestra a los pacientes que se les toma en serio y que se les apoya en sus momentos de vulnerabilidad.

Validar las emociones es otro enfoque crucial. Es importante que el cuidador reconozca y legitime los sentimientos del paciente, ya sean de tristeza, ira, miedo o frustración. La validación ayuda a reforzar el vínculo de confianza y a mostrar al paciente que sus emociones son normales y comprensibles, incluso cuando son dolorosas o difíciles de manejar. Por ejemplo, decir "es normal que te sientas así después de lo que has pasado" puede ayudar a los pacientes a aceptar sus propios sentimientos sin sentirse culpables o anormales.

La empatía es la base del apoyo emocional. La empatía significa ponerse en el lugar del paciente, sentir lo que siente, manteniendo una cierta distancia profesional que permita ofrecerle un apoyo eficaz. La empatía se expresa a través de gestos sencillos, como una caricia reconfortante en el hombro o un tono de voz suave y tranquilizador, que muestran a los pacientes que no están solos en sus dificultades. La empatía ayuda a crear una relación terapéutica en la que el paciente se siente realmente comprendido y apoyado.

La reformulación es una técnica útil para demostrar al paciente que el cuidador entiende lo que dice. Al reformular lo que dice el paciente, el cuidador refleja sus propias palabras y emociones de forma más clara, lo que puede ayudar al paciente a ver su situación desde una nueva perspectiva. Por ejemplo, si un paciente dice "No sé qué hacer, todo parece desesperado", el cuidador podría reformularlo diciendo "Sientes que nada va a mejorar, y eso te hace sentir desesperanzado". Esta reformulación demuestra que el cuidador presta atención y comprende la profundidad de los sentimientos del paciente, lo que puede allanar el camino para una conversación más profunda.

Animar a los pacientes a expresar sus emociones también es un enfoque clave. Algunos pacientes pueden tener dificultades para expresar sus emociones, ya sea por miedo a ser juzgados o porque han aprendido a reprimirlas. El cuidador puede animar al paciente a verbalizar lo que siente haciéndole preguntas abiertas como "¿Cómo se siente por esto?" o "¿Qué está pasando por su cabeza en este momento?". Esta invitación a hablar permite al paciente expresar sus emociones con palabras, lo que suele ser el primer paso para comprenderlas y gestionarlas.

Las técnicas de relajación y gestión del estrés también pueden incorporarse al apoyo emocional. Enseñar a los pacientes técnicas de respiración, relajación muscular o meditación puede ayudarles a gestionar los momentos de angustia emocional. Estas técnicas ofrecen a los pacientes herramientas concretas para calmar su mente y su cuerpo, reforzando su sensación de control sobre sus emociones.

El apoyo en la resolución de problemas es otra faceta del apoyo emocional. A veces los pacientes se sienten abrumados por situaciones que perciben como insuperables. El cuidador puede ayudar al paciente a dividir estos problemas en etapas más manejables, explorar las distintas opciones disponibles y elegir un curso de acción. Este enfoque ayuda a los pacientes a sentirse menos abrumados y a recuperar cierto control sobre sus vidas.

Por último, la paciencia y la perseverancia a la hora de proporcionar apoyo emocional son cruciales. El progreso emocional no se produce de la noche a la mañana, y es importante respetar el ritmo del paciente. El cuidador debe ser un pilar constante de apoyo, dispuesto a escuchar, comprender y acompañar al paciente durante todo el tiempo que sea necesario. Esta constancia refuerza la relación de confianza y demuestra a los pacientes que pueden contar con el apoyo incondicional de su cuidador.

- Fomentar la autonomía del paciente

El fomento de la autonomía del paciente es un aspecto fundamental de la atención psiquiátrica, cuyo objetivo es reforzar su sentido del control, la responsabilidad y la confianza en sí mismo. La autonomía es mucho más que la simple capacidad de realizar tareas de forma independiente; es la capacidad del paciente de tomar decisiones sobre su propia vida, participar activamente en el proceso de recuperación y recuperar el sentido de la dignidad y la autoestima. El papel del cuidador es apoyar este proceso con un enfoque sensible, respetuoso y progresivo, adaptado a las necesidades y capacidades de cada paciente.

Uno de los primeros pasos para fomentar la autonomía es reconocer y valorar las habilidades ya presentes en el paciente. Cada individuo tiene puntos fuertes, capacidades y recursos únicos, incluso en momentos de vulnerabilidad. El cuidador debe prestar atención a estos aspectos, identificando lo que el paciente es capaz de hacer por sí mismo, aunque parezca mínimo. Por ejemplo, si un paciente es capaz de vestirse solo, incluso con dificultad, es importante animarle a que lo haga, elogiando sus esfuerzos y reforzando la idea de que tiene capacidad para llevar a cabo esta tarea. Este reconocimiento de las habilidades existentes ayuda a fomentar la confianza del paciente en sus propias capacidades.

El apoyo en la toma de decisiones también es esencial para fomentar la autonomía. En lugar de tomar decisiones por el paciente, el cuidador debe implicar al paciente en el proceso de toma de decisiones, ofreciéndole opciones y explicándole las opciones disponibles. Por ejemplo, como parte del proceso de planificación del tratamiento, el cuidador puede pedir al paciente su opinión sobre los distintos enfoques terapéuticos, explicándole las ventajas e inconvenientes de cada opción. Esta participación activa del paciente en las decisiones que le conciernen refuerza su sensación de control sobre su vida y su tratamiento, y le anima a implicarse más plenamente en su proceso de recuperación.

La autonomía también implica adquirir nuevas habilidades. Los pacientes psiquiátricos pueden necesitar aprender o reaprender habilidades básicas para llevar una vida independiente, como administrar el dinero, planificar las comidas o cuidar de su casa. El cuidador puede desempeñar un papel clave ofreciendo formación, talleres o sesiones prácticas para ayudar al paciente a desarrollar estas habilidades. Por ejemplo, un taller de cocina puede no sólo enseñar a los pacientes a preparar una comida equilibrada, sino también darles la confianza necesaria para cuidar de sí mismos. Este tipo de formación práctica ayuda a los pacientes a sentirse más capaces y confiados en su capacidad para gestionar su vida diaria.

También es importante crear un entorno que fomente la autonomía. Esto significa ofrecer a los pacientes oportunidades de ejercitar sus habilidades y tomar decisiones a diario. Por ejemplo, en una unidad de cuidados, se podría animar a los pacientes a organizar su día, elegir sus actividades o participar en la gestión de determinadas tareas comunitarias. Este tipo de entorno anima a los pacientes a tomar la iniciativa, asumir responsabilidades y desarrollar un sentido de realización personal.

El apoyo emocional también desempeña un papel crucial para fomentar la independencia. Los pacientes pueden temer fracasar o ser juzgados si no realizan una tarea a la perfección. El papel del cuidador es ofrecer apoyo incondicional, asegurando a los pacientes que los errores son una parte normal del proceso de aprendizaje y no disminuyen su autoestima. Esta actitud afectuosa y sin prejuicios ayuda a reducir la ansiedad asociada a la asunción de responsabilidades y anima al paciente a perseverar a pesar de las dificultades.

Por último, es esencial reconocer los progresos del paciente, por pequeños que sean. Cada paso hacia la independencia, cada tarea completada, merece ser reconocido y celebrado. El refuerzo positivo, ya sea en forma de estímulo verbal, elogios o incluso pequeñas recompensas, es un poderoso motivador. Ayuda a los pacientes a ver sus propios progresos, a tomar conciencia de sus capacidades y a proyectarse positivamente en el futuro.

- El papel del apoyo en el proceso de rehabilitación

El apoyo desempeña un papel central e insustituible en los procesos de rehabilitación, sobre todo en los entornos psiquiátricos. El objetivo de la rehabilitación es ayudar a los pacientes a recuperar su autonomía, reintegrarse en la sociedad y llevar una vida lo más satisfactoria posible a pesar de los retos que plantea su enfermedad. A menudo se trata de un proceso largo y complejo, que requiere no sólo intervenciones médicas y terapéuticas, sino también un apoyo constante y polifacético. Este apoyo, ya sea emocional, social o práctico, es la clave para que los pacientes superen los obstáculos, reconstruyan sus vidas y avancen hacia una vida más independiente y satisfactoria.

Uno de los primeros aspectos del apoyo en rehabilitación es el apoyo emocional. Los pacientes en rehabilitación suelen pasar por periodos de duda, frustración y desánimo. Pueden sentirse aislados, incomprendidos o abrumados por la magnitud de los retos a los que se enfrentan. El apoyo emocional, ofrecido por cuidadores, terapeutas y a veces compañeros, es esencial para ayudar a los pacientes en estos momentos difíciles. Ofreciendo un oído atento, una presencia tranquilizadora y ánimos sinceros, los cuidadores pueden ayudar a los pacientes a mantener su motivación y creer en su capacidad para progresar. Este apoyo emocional también ayuda a reforzar la autoestima de los pacientes, demostrándoles que son capaces de superar las dificultades y que no están solos en su camino.

El apoyo social también es crucial para el proceso de rehabilitación. Las relaciones sociales suelen verse afectadas por los trastornos mentales, y la rehabilitación incluye a menudo un trabajo de reinserción social. El apoyo social puede proceder de la familia y los amigos, pero también del equipo asistencial, los grupos de apoyo o las comunidades de pacientes con experiencias similares. El papel del apoyo social es ayudar al paciente a reconstruir vínculos, redescubrir una red de apoyo y aprender a interactuar en un entorno social. Participar en actividades de grupo, talleres o salidas supervisadas puede ayudar a los pacientes a recuperar la confianza en sus habilidades sociales y a reintegrarse gradualmente en la sociedad. Este apoyo social es también un factor de protección contra las recaídas, ya que proporciona a los pacientes recursos en los que pueden confiar en momentos de dificultad.

El apoyo práctico o instrumental es otro pilar de la rehabilitación. Este tipo de apoyo incluye la ayuda con las tareas cotidianas, el aprendizaje o reaprendizaje de habilidades esenciales y la asistencia con trámites administrativos o sociales. Por ejemplo, un paciente que se prepara para vivir de forma más independiente puede necesitar apoyo para aprender a gestionar un presupuesto, planificar las comidas o mantener su casa. Este apoyo práctico lo prestan a menudo cuidadores, terapeutas ocupacionales o trabajadores sociales, que trabajan con los pacientes para desarrollar sus habilidades y aumentar su independencia. Al proporcionar este apoyo, los profesionales permiten que los pacientes se sientan más capaces y preparados para gestionar su vida diaria, reduciendo así la ansiedad y aumentando su independencia.

El apoyo en el proceso de rehabilitación no se limita al acompañamiento directo; también incluye la creación de un entorno propicio para la recuperación. Esto significa proporcionar un entorno seguro, estructurado y estimulante en el que los pacientes puedan progresar a su propio ritmo, sintiéndose apoyados en cada paso del camino. Un entorno rehabilitador es un lugar donde los pacientes pueden cometer errores sin miedo a ser juzgados, donde pueden probar cosas nuevas y tomar la iniciativa, con la seguridad de que se les apoyará si encuentran dificultades. Este entorno seguro permite a los pacientes asumir riesgos calculados, que son esenciales para desarrollar nuevas habilidades y recuperar la confianza en sí mismos.

Por último, es importante reconocer que el apoyo en la rehabilitación es un proceso continuo. La rehabilitación no termina cuando el paciente alcanza un cierto nivel de independencia; es un viaje en el que el apoyo evoluciona según los progresos del paciente y los nuevos retos que surgen. Los cuidadores deben seguir respondiendo a las necesidades cambiantes del paciente, adaptando su apoyo a medida que el paciente gana independencia. Esta continuidad del apoyo garantiza que el paciente nunca se sienta abandonado y siempre tenga una red de seguridad a la que recurrir.

Capítulo 4
Retos éticos y deontológicos en psiquiatría

Respetar los derechos de los pacientes

- Consentimiento informado en psiquiatría

El consentimiento informado en psiquiatría es un principio fundamental basado en el respeto de la autonomía y los derechos de los pacientes. Es un proceso esencial en el que los pacientes, plenamente informados de los aspectos de su tratamiento, sus implicaciones y alternativas, dan libremente su conformidad para recibir los cuidados propuestos. En el entorno psiquiátrico, donde a veces los pacientes pueden encontrarse en un estado vulnerable o tener problemas de juicio, la cuestión del consentimiento informado reviste especial importancia. Requiere una atención cuidadosa, una comunicación clara y empática y un compromiso firme de respetar la dignidad y los derechos de cada paciente.

El consentimiento informado comienza con una información completa y comprensible sobre el tratamiento propuesto. Los pacientes deben recibir una explicación detallada de la naturaleza de su diagnóstico, los objetivos del tratamiento, los beneficios esperados, así como los posibles riesgos y efectos secundarios. En psiquiatría, esto puede incluir información sobre psicofármacos, terapias cognitivas y conductuales o cualquier otra intervención terapéutica. Es esencial que esta información se adapte al nivel de comprensión del paciente, evitando la jerga médica compleja y utilizando un lenguaje claro y accesible. Por ejemplo, en lugar de hablar de "neurolépticos", el cuidador podría explicar que la medicación ayuda a reducir los síntomas de la enfermedad, como alucinaciones o delirios, y comentar los posibles efectos secundarios de forma sencilla y transparente.

Un aspecto crucial del consentimiento informado es la verificación de la comprensión del paciente. El cuidador debe asegurarse de que el paciente ha comprendido plenamente la información facilitada antes de pedir su consentimiento. Esto puede hacerse formulando preguntas abiertas para comprobar qué ha entendido el paciente, como "¿Puede decirme qué entiende sobre el tratamiento propuesto?" o "¿De qué efectos secundarios hemos hablado?". Esta comprobación ayuda a aclarar cualquier punto malentendido y a responder a cualquier pregunta o preocupación que pueda tener el paciente. Este proceso de aclaración es esencial para evitar malentendidos y garantizar que el consentimiento del paciente sea realmente informado.

El consentimiento en psiquiatría también debe ser voluntario. Los pacientes deben dar su consentimiento sin presiones, coacciones ni manipulaciones. Deben sentirse libres para hacer preguntas, rechazar el tratamiento o pedir tiempo para reflexionar antes de tomar una decisión. Respetar esta libertad es esencial, ya que garantiza que el consentimiento se basa en una auténtica elección personal. Por ejemplo, un paciente puede dudar en aceptar el tratamiento por temor a los efectos secundarios. El cuidador debe respetar esta indecisión, ofrecer información adicional y dar al paciente el tiempo que necesite para tomar una decisión con calma.

Sin embargo, en el entorno psiquiátrico pueden darse ciertas situaciones complejas en las que el paciente no pueda dar su consentimiento informado debido a su estado mental. En estos casos, debe evaluarse rigurosamente la capacidad del paciente para dar su consentimiento. Si se considera que el paciente está temporalmente incapacitado para tomar decisiones informadas, puede ser necesario recurrir a un representante legal o a un procedimiento de urgencia, garantizando siempre que se respeten al máximo los deseos y preferencias del paciente. Este recurso debe utilizarse como último recurso, y las decisiones que se tomen deben estar centradas en el interés superior del paciente, tratando de restablecer lo antes posible su capacidad de participar activamente en las decisiones relativas a su propia salud.

El consentimiento informado es también un proceso continuo, no un acto puntual. En psiquiatría, el tratamiento puede evolucionar y las circunstancias pueden cambiar. Por lo tanto, es esencial revisar periódicamente el consentimiento del paciente, reevaluar su comprensión de la atención actual e informarle de cualquier cambio en el plan de tratamiento. Por ejemplo, si hay que ajustar una medicación o se está considerando un nuevo procedimiento, hay que informar al paciente y solicitar de nuevo su consentimiento. Este planteamiento dinámico del consentimiento refuerza la relación de confianza entre el paciente y el equipo sanitario, demostrando que el paciente está siempre en el centro del proceso de toma de decisiones.

Por último, el respeto del consentimiento informado en psiquiatría es una expresión fundamental de los derechos humanos y la dignidad de los pacientes. Refleja el compromiso de los cuidadores de tratar a cada paciente con respeto, reconocer su autonomía y apoyar su derecho a participar activamente en su propia atención. Al insistir en la importancia del consentimiento informado, los profesionales de la asistencia sanitaria psiquiátrica contribuyen a crear un entorno asistencial ético y respetuoso, en el que cada paciente se siente escuchado, respetado y respaldado en sus decisiones.

- Respeto de la dignidad y la intimidad del paciente

El respeto de la dignidad y la intimidad de los pacientes es un principio fundamental de la asistencia sanitaria, y es especialmente importante en psiquiatría, donde los pacientes se encuentran a menudo en situaciones muy vulnerables. Respetar la dignidad y la intimidad de los pacientes significa reconocer y honrar su humanidad, sus derechos y su necesidad de ser tratados con el máximo respeto, independientemente de su estado o comportamiento. También significa proteger los espacios personales, tanto físicos como emocionales, de los pacientes y garantizar que se sientan seguros, comprendidos y valorados en todas las etapas de su atención.

El respeto a la dignidad comienza con un enfoque afectuoso y empático de la asistencia. Cada interacción con el paciente debe estar marcada por el reconocimiento de su identidad como individuo único, con sus propios valores, creencias e historias vitales. Es crucial que los cuidadores se acerquen a cada paciente con una mentalidad abierta, sin prejuicios ni estereotipos, y que muestren respeto en la forma de dirigirse a ellos. Utilizar el nombre del paciente, hablarle en un tono respetuoso y escuchar atentamente lo que tiene que decir son gestos sencillos pero poderosos que refuerzan su dignidad.

La forma en que se presta la asistencia también desempeña un papel fundamental en el respeto de la dignidad del paciente. Esto significa obtener siempre el consentimiento del paciente antes de prestarle asistencia, informarle claramente de lo que va a ocurrir y por qué, y respetar sus deseos y elecciones siempre que sea posible. Por ejemplo, si un paciente prefiere ser atendido por una persona de su mismo sexo por razones culturales o personales, este deseo debe respetarse en la medida de lo posible. Este tipo de consideración demuestra a los pacientes que se tienen en cuenta sus preferencias y que su comodidad y dignidad son prioritarias.

El respeto de la intimidad está estrechamente vinculado a la dignidad del paciente. La intimidad física, por supuesto, debe protegerse en todo momento. Los cuidados corporales, como la higiene personal o los exámenes médicos, deben realizarse de forma que se preserve el pudor del paciente, asegurándose de que esté cubierto en la medida de lo posible y manteniendo la discreción. Las puertas deben estar cerradas, las cortinas echadas y la presencia de otras personas debe limitarse a lo estrictamente necesario. Además, los cuidadores siempre deben pedir permiso antes de tocar al paciente, incluso para cuidados aparentemente triviales, ya que esto demuestra respeto por el cuerpo y el espacio personal del paciente.

La intimidad psicológica es igualmente crucial. En psiquiatría, los pacientes suelen compartir pensamientos, emociones y experiencias profundamente personales y a veces traumáticas. Es esencial que estas confidencias se traten con el máximo respeto y confidencialidad. La información personal sólo debe compartirse con los miembros del equipo asistencial directamente implicados en la atención del paciente, y sólo en el contexto del seguimiento terapéutico. Respetar la confidencialidad no sólo protege los derechos del paciente, sino que también refuerza la relación de confianza entre el paciente y el equipo sanitario.

El respeto de la dignidad y la intimidad de los pacientes se extiende también a la organización del entorno asistencial. Un entorno asistencial que valora la dignidad y la intimidad ofrece espacios privados donde los pacientes pueden retirarse cuando necesitan tranquilidad o tiempo para sí mismos. Esto puede incluir habitaciones individuales o zonas de relajación donde los pacientes puedan sentirse seguros y fuera de la vista. Es importante crear un entorno que respete la intimidad de los pacientes, en el que no se sientan constantemente observados o juzgados.

Respetar la dignidad y la intimidad de los pacientes significa también reconocer sus derechos. Esto significa que los pacientes tienen derecho a rechazar un tratamiento, pedir una segunda opinión o hacer preguntas sobre su plan de cuidados. Al respetar estos derechos, los cuidadores demuestran que reconocen la capacidad del paciente para participar activamente en su propio cuidado, y que valoran su autonomía y libertad de elección. Incluso en situaciones en las que un paciente no puede tomar determinadas decisiones debido a su estado mental, es importante intentar siempre incluirlo en las conversaciones, explicarle las decisiones que se están tomando y respetar en la medida de lo posible sus preferencias expresadas previamente.

- El papel del asistente sanitario en la protección de los derechos del paciente

El papel del cuidador en la protección de los derechos de los pacientes es esencial y forma parte integrante de su compromiso con una asistencia de calidad y el respeto de la dignidad humana. En el entorno psiquiátrico, donde los pacientes pueden ser especialmente vulnerables, el cuidador desempeña un papel crucial a la hora de garantizar el respeto de los derechos fundamentales del paciente en todas las fases de la asistencia. Esto incluye no sólo garantizar que se respeten los derechos legales, sino también promover un entorno asistencial en el que cada paciente sea tratado con equidad, respeto y consideración.

Uno de los aspectos fundamentales de esta función es la protección del derecho del paciente a la información y al consentimiento informado. El auxiliar asistencial debe asegurarse de que el paciente comprende perfectamente la asistencia que se le presta, los tratamientos propuestos y sus implicaciones. Esto implica dar explicaciones claras, adaptadas al nivel de comprensión del paciente, y responder a sus preguntas con paciencia y transparencia. Cuando hay que tomar decisiones importantes sobre el tratamiento, el asistente sanitario se asegura de que el paciente disponga de toda la información necesaria para tomar una decisión con conocimiento de causa, en colaboración con el equipo sanitario. Este respeto del derecho a la información es crucial para garantizar que los pacientes participen activamente en su propio cuidado y sientan que controlan su cuerpo y su salud.

El respeto de la confidencialidad es otro pilar de la protección de los derechos de los pacientes. Como cuidador, es fundamental tratar con la máxima discreción toda la información médica y personal del paciente. Esto significa que los detalles sobre el estado de salud, el tratamiento o las experiencias personales del paciente sólo deben compartirse con los profesionales directamente implicados en su atención, y siempre dentro del estricto marco del seguimiento terapéutico. La protección de la confidencialidad contribuye a establecer un clima de confianza entre el paciente y el equipo sanitario, al asegurar a los pacientes que sus datos sensibles están protegidos y que se respeta su intimidad.

El auxiliar de enfermería también desempeña un papel clave en la promoción del derecho del paciente a la dignidad. Este derecho se expresa a través de gestos cotidianos de respeto, consideración y apoyo. El auxiliar de enfermería debe asegurarse de que cada paciente sea tratado con cortesía y respeto, sin discriminación ni juicio. Esto incluye utilizar el nombre del paciente, respetar sus preferencias y creencias y reconocer sus emociones y preocupaciones. Al asegurarse de que el paciente es tratado como una persona completa, con sus propios valores e identidad, el asistente ayuda a mantener y reforzar la dignidad del paciente, incluso en momentos de gran vulnerabilidad.

El derecho del paciente a la autonomía es otro aspecto fundamental que el cuidador debe proteger. La autonomía implica que el paciente tiene derecho a tomar decisiones sobre su vida y su tratamiento, en la medida de sus posibilidades. El cuidador debe fomentar y apoyar esta autonomía ofreciendo al paciente opciones, respetando sus decisiones y ayudándole a ejercer su derecho a la autodeterminación. Por ejemplo, si un paciente desea participar en actividades específicas o prefiere un determinado tipo de cuidados, el cuidador debe hacer todo lo posible por respetar estas elecciones, garantizando al mismo tiempo la seguridad y el bienestar del paciente. Al fomentar la autonomía, el cuidador ayuda al paciente a recuperar la sensación de control sobre su vida, lo que es crucial para su recuperación y bienestar.

El derecho del paciente a ser tratado sin violencia ni coacción es también un ámbito en el que el cuidador desempeña un papel crucial. En el entorno psiquiátrico, donde el comportamiento puede ser a veces difícil de manejar, el cuidador debe asegurarse de que cualquier intervención se lleva a cabo de manera no coercitiva, utilizando técnicas de desescalada y evitando medidas restrictivas siempre que sea posible. Cuando sea necesaria una intervención más directa para garantizar la seguridad, debe llevarse a cabo con el máximo respeto por el paciente, minimizando el riesgo de trauma y garantizando que el paciente esté informado y participe en la medida de lo posible.

Por último, el asistente sanitario también es responsable de defender los derechos del paciente cuando éstos se vean amenazados. Si los asistentes sanitarios observan comportamientos o situaciones que vulneran los derechos de los pacientes, deben intervenir, informar de estas **situaciones** a sus superiores y asegurarse de que se toman medidas correctoras. Esta vigilancia es esencial para proteger a los pacientes de abusos, negligencias o violaciones de sus derechos, y para garantizar que el entorno asistencial siga siendo ético, seguro y respetuoso.

Prevenir el agotamiento

- Signos de agotamiento en los auxiliares de enfermería

Los signos de agotamiento en los auxiliares asistenciales son indicadores cruciales que hay que reconocer, tanto para el bienestar de los propios profesionales como para la calidad de la asistencia que prestan. El burn-out, o síndrome de agotamiento profesional, es una realidad común en el sector asistencial, donde las exigencias emocionales, físicas y psicológicas pueden ser intensas y constantes. La propia naturaleza del trabajo de los asistentes, que implica un profundo compromiso con el cuidado y el apoyo a los demás, los expone a un riesgo especial. Identificar las señales de advertencia del agotamiento es esencial para prevenir sus efectos devastadores sobre la salud y el rendimiento en el trabajo.

Uno de los primeros signos de agotamiento en los auxiliares de cuidados es la fatiga crónica, que va más allá del simple cansancio físico asociado a la jornada laboral. Esta fatiga se manifiesta como un agotamiento constante, una sensación de no haber descansado nunca, incluso después de una noche de sueño. Los cuidadores pueden sentirse agotados de energía desde el principio del día, con dificultades crecientes para realizar sus tareas cotidianas. Esta fatiga extrema suele ir acompañada de falta de motivación, haciendo que cada esfuerzo, incluso el más rutinario, resulte penoso y difícil de realizar. La acumulación de esta fatiga puede conducir al cansancio general, y los cuidadores se sienten incapaces de hacer frente a las exigencias de su trabajo.

Otro signo revelador del agotamiento es el distanciamiento emocional o la despersonalización. Los cuidadores, normalmente empáticos y comprometidos, pueden empezar a distanciarse emocionalmente de pacientes y colegas. Este distanciamiento puede manifestarse en una creciente indiferencia, frialdad o actitud cínica hacia los pacientes. En lugar de ver a los pacientes como individuos con necesidades y emociones únicas, el cuidador quemado puede percibirlos como tareas que hay que completar o problemas que hay que resolver. Este fenómeno de despersonalización suele ser una respuesta defensiva a la sobrecarga emocional, pero puede comprometer seriamente la calidad de los cuidados y la relación terapéutica.

Los problemas cognitivos, como la dificultad para concentrarse, los olvidos frecuentes o la disminución de la capacidad para tomar decisiones, también son signos comunes de agotamiento. Los cuidadores pueden cometer errores inusuales, olvidar instrucciones sencillas o tener dificultades para organizar sus tareas. Estos problemas cognitivos pueden ser especialmente peligrosos en un entorno asistencial, donde la precisión y la vigilancia son esenciales. A menudo son el resultado del agotamiento mental, cuando el cerebro, abrumado por el estrés y la falta de descanso, funciona con un nivel reducido de eficiencia.

El agotamiento también puede manifestarse con cambios de humor y signos de depresión. El cuidador puede experimentar una mayor irritabilidad y sentirse frustrado o enfadado con facilidad, incluso por situaciones sin importancia. También puede aparecer tristeza, desesperación o sensación de inutilidad, lo que convierte el trabajo, antes gratificante, en una fuente de sufrimiento. Los cuidadores pueden perder interés y placer en su trabajo, sintiéndose cada vez más desilusionados con su vocación. Estos sentimientos pueden extenderse a su vida personal, afectando a sus relaciones y a su bienestar general.

Tampoco hay que pasar por alto los signos físicos del agotamiento. El estrés crónico puede manifestarse en frecuentes dolores de cabeza, trastornos gastrointestinales, dolores musculares o problemas de sueño. Los cuidadores también pueden notar una mayor susceptibilidad a las infecciones, debido a un sistema inmunitario debilitado por el estrés prolongado. Estos síntomas físicos, combinados con el agotamiento emocional y mental, pueden dar lugar a frecuentes bajas por enfermedad, o incluso a la incapacidad para seguir trabajando si no se trata el agotamiento.

Por último, otro signo crítico del agotamiento es la sensación de pérdida de control y competencia. Los cuidadores pueden empezar a dudar de sus capacidades profesionales, sintiéndose ineficaces o incompetentes en su trabajo. Este sentimiento suele verse exacerbado por la acumulación de errores, la fatiga y la despersonalización. Puede conducir a una pérdida de confianza en uno mismo, lo que agrava aún más el agotamiento y la angustia. El cuidador puede entonces sentirse atrapado en una espiral descendente, en la que cada día parece más difícil que el anterior.

- Estrategias para controlar el estrés y la fatiga

Gestionar el estrés y la fatiga es un aspecto esencial para mantener la salud y el bienestar de los profesionales sanitarios, sobre todo en entornos exigentes como la enfermería y la asistencia psiquiátrica. El estrés y la fatiga, cuando se gestionan mal, pueden provocar agotamiento, reducir la calidad de los cuidados y tener consecuencias adversas para la salud mental y física de los cuidadores. Por lo tanto, es crucial poner en marcha estrategias eficaces para gestionar estos retos diarios, con el fin de preservar la energía, la motivación y el equilibrio personal de los cuidadores.

Una de las primeras estrategias para gestionar el estrés y la fatiga es adoptar un enfoque proactivo de la organización del trabajo. Una buena gestión del tiempo, la priorización de las tareas y la optimización de las pausas son fundamentales para evitar la acumulación de estrés. Por ejemplo, estructurar la jornada concentrándose primero en las tareas más importantes o complejas, y haciendo después pausas regulares, puede ayudar a mantener un nivel constante de energía a lo largo del día. Las pausas, aunque sean breves, son esenciales para que el cuerpo y la mente descansen, se concentren y vuelvan al trabajo con energías renovadas.

También es importante reconocer los propios límites y aprender a decir no cuando la carga de trabajo sea excesiva. Saber pedir ayuda o delegar ciertas tareas en los compañeros puede evitar el agotamiento. Reconocer los propios límites no es un signo de debilidad, sino de sensatez y preocupación por la propia salud y la calidad de la atención prestada. Aprender a equilibrar las responsabilidades profesionales y personales también es crucial para evitar el agotamiento. Un equilibrio saludable entre la vida laboral y personal permite recargar las pilas y volver al trabajo con la mente despejada y una actitud positiva.

Las técnicas de relajación y gestión del estrés son herramientas valiosas para reducir los efectos del estrés cotidiano. La práctica regular de la respiración profunda, la meditación o el yoga puede ayudar a calmar el sistema nervioso, reducir la tensión muscular y mejorar la concentración. Estas técnicas pueden incorporarse a la rutina diaria, por ejemplo, dedicando unos minutos al día a practicar ejercicios de respiración o de atención plena, incluso en el trabajo. Estos momentos de calma ayudan a reorientar la mente y a reducir la sensación de sobrecarga.

La actividad física es otra estrategia eficaz para controlar el estrés y la fatiga. El ejercicio regular, ya sea caminar, correr, nadar o cualquier otra forma de actividad física, ayuda a liberar endorfinas, las hormonas del bienestar que reducen el estrés y mejoran el estado de ánimo. El ejercicio también ayuda a mejorar la calidad del sueño, aumentar la energía física y aumentar la resistencia ante los retos diarios. Incorporar la actividad física regular a su horario puede parecer difícil, pero incluso sesiones cortas de ejercicio, como un paseo a paso ligero durante la pausa del almuerzo, pueden tener efectos beneficiosos significativos.

El apoyo social es también un factor clave en la gestión del estrés y la fatiga. Mantener relaciones positivas con los compañeros, compartir experiencias e intercambiar consejos puede ayudar a reducir la sensación de aislamiento que suele asociarse al estrés laboral. El apoyo de un equipo solidario no sólo ayuda a repartir la carga de trabajo, sino que también crea un entorno en el que todos se sienten comprendidos y respaldados. Fuera del trabajo, es igual de importante mantener relaciones con la familia y los amigos, participar en actividades sociales y cultivar pasiones y aficiones que proporcionen placer y consuelo.

La nutrición también desempeña un papel importante en la gestión del estrés y la fatiga. Una dieta equilibrada, rica en fruta, verdura, proteínas y cereales integrales, proporciona la energía necesaria para afrontar los retos diarios y ayuda a mantener unos niveles de energía estables a lo largo del día. Evitar el exceso de cafeína, azúcar y alimentos procesados también puede ayudar a prevenir los picos y bajones de energía que exacerban la fatiga. También es importante mantenerse bien hidratado a lo largo del día, ya que la deshidratación puede empeorar la sensación de cansancio y afectar a la concentración.

Por último, el sueño es un pilar fundamental de la gestión del estrés y la fatiga. Un sueño de calidad permite al cuerpo y a la mente regenerarse, procesar la información y las emociones del día y prepararse para los retos del día siguiente. Es fundamental mantener una rutina de sueño regular, crear un entorno propicio para el sueño (un dormitorio tranquilo, oscuro y fresco) y evitar las pantallas antes de acostarse para conciliar el sueño rápidamente y dormir bien. La privación crónica de sueño es uno de los principales factores del agotamiento, por lo que es esencial dar prioridad a descansar lo suficiente.

Capítulo 5
Apoyo a las familias y los seres queridos

El papel del cuidador en el apoyo familiar

- La importancia de implicar a las familias en el proceso asistencial

La implicación de las familias en el proceso asistencial es un aspecto esencial que puede influir enormemente en la recuperación y el bienestar de los pacientes, especialmente en los entornos psiquiátricos. Las familias desempeñan un papel crucial como colaboradoras en la asistencia, proporcionando apoyo emocional, social y práctico que complementa el enfoque terapéutico. Su participación no sólo puede mejorar los resultados clínicos, sino también reforzar los lazos familiares y fomentar un entorno más armonioso y comprensivo para el paciente.

Una de las principales ventajas de implicar a las familias es la continuidad de los cuidados. Las familias suelen conocer mejor que nadie la historia personal, los hábitos, las preferencias y los desencadenantes emocionales del paciente. Su perspectiva única puede ayudar a los cuidadores a comprender mejor el contexto de la enfermedad del paciente, sus reacciones a tratamientos anteriores y sus necesidades específicas. Al compartir esta información, las familias contribuyen al desarrollo de un plan de cuidados más personalizado y eficaz. Por ejemplo, una familia puede señalar comportamientos o signos tempranos de recaída que el propio paciente podría no reconocer, lo que permite una intervención rápida.

Además, la implicación de las familias refuerza el apoyo emocional al paciente. Cuando las relaciones familiares son positivas y de apoyo, proporcionan un marco de seguridad y consuelo. Este apoyo es especialmente importante en psiquiatría, donde los pacientes pueden sentirse aislados o incomprendidos. La presencia de un familiar durante las consultas o las discusiones sobre el tratamiento puede ayudar a aliviar la ansiedad de los pacientes, aumentar su confianza en el proceso terapéutico y recordarles que no están solos en su lucha contra la enfermedad. El apoyo emocional de la familia también puede motivar a los pacientes a seguir el tratamiento, dándoles una razón para comprometerse plenamente en su viaje de recuperación.

Implicar a las familias también puede facilitar que los pacientes acepten el tratamiento. Los pacientes psiquiátricos pueden mostrarse a menudo reacios o desconfiados ante determinados tratamientos, en particular la medicación o los procedimientos más invasivos. Cuando la familia participa y está bien informada, puede desempeñar un papel clave a la hora de explicar, tranquilizar y animar al paciente a seguir las recomendaciones médicas. Por ejemplo, si un familiar conoce bien los beneficios y riesgos asociados a un tratamiento, puede ayudar a disipar los temores del paciente y convencerle de la importancia de seguir su plan de cuidados.

Las familias también pueden ser aliados inestimables en la gestión de los cuidados cotidianos, sobre todo cuando el paciente está en rehabilitación o reintegración en la comunidad. Pueden ayudar a supervisar la toma de medicación, organizar las citas médicas, mantener una rutina estable y fomentar la participación en actividades terapéuticas o sociales. Este apoyo logístico suele ser crucial para los pacientes que tienen dificultades para gestionar por sí solos los aspectos prácticos de su tratamiento. Además, la participación activa de la familia puede aliviar parte del estrés y la carga de trabajo de los cuidadores, al crear una red de apoyo más amplia y coherente.

También es importante subrayar que la participación de las familias en el proceso asistencial no se limita al apoyo directo al paciente. Los cuidadores también tienen un papel que desempeñar a la hora de proporcionar recursos, información y formación a las familias para ayudarles a entender la enfermedad, los tratamientos y cómo pueden apoyar al paciente de forma eficaz. Esto puede incluir sesiones informativas sobre trastornos mentales, consejos prácticos para gestionar la vida cotidiana o grupos de apoyo donde las familias puedan compartir sus experiencias y aprender unas de otras. Al dotar a las familias de los conocimientos y habilidades necesarios, los cuidadores les ayudan a convertirse en colaboradores aún más eficaces en el proceso asistencial.

Por último, implicar a las familias en el proceso asistencial ayuda a reforzar los lazos familiares, que pueden verse gravemente puestos a prueba por la enfermedad mental. La participación activa en la atención puede ayudar a reducir el estigma dentro de la familia, mejorar la comunicación y fomentar la comprensión mutua. Trabajando juntos para apoyar al paciente, las familias pueden redescubrir lazos de solidaridad, compasión y amor, que son esenciales no sólo para el bienestar del paciente, sino también para la salud emocional de cada miembro de la familia.

- Técnicas para informar y apoyar a las familias

Informar y apoyar a las familias de los pacientes psiquiátricos es una parte esencial del proceso asistencial. Las familias desempeñan un papel crucial en la recuperación del paciente, pero para ser eficaces en este papel necesitan estar bien informadas y contar con apoyo. Por lo tanto, los cuidadores tienen la responsabilidad de proporcionar información clara, precisa y comprensible, al tiempo que ofrecen apoyo emocional y práctico para ayudar a las familias a afrontar los retos, a menudo complejos, asociados a los problemas de salud mental.

El primer paso para informar a las familias es ofrecerles una comprensión clara y completa del diagnóstico del paciente. Esto significa explicar la naturaleza del trastorno mental, sus síntomas, sus posibles causas y su evolución. Los cuidadores deben intentar utilizar un lenguaje sencillo, evitando la jerga médica que pueda confundir o intimidar. Por ejemplo, en lugar de hablar de "trastorno esquizoafectivo", sería útil describir cómo este trastorno afecta tanto al estado de ánimo como al pensamiento del paciente, explicando las manifestaciones concretas que la familia podría observar. Esta claridad ayuda a desmitificar el trastorno mental, reducir los temores y fomentar una comprensión más profunda y empática de la experiencia del paciente.

También es importante discutir las opciones de tratamiento disponibles, explicando los beneficios y riesgos asociados a cada opción. Las familias deben entender por qué se recomienda un determinado tratamiento, cómo funciona y cuáles son las expectativas realistas de mejora. Por ejemplo, si se propone medicación, el cuidador debe explicar no sólo cómo la medicación puede ayudar a estabilizar el estado de ánimo o reducir los síntomas psicóticos, sino también los posibles efectos secundarios y la necesidad de un seguimiento regular. Proporcionar esta información ayuda a las familias a sentirse implicadas en el proceso de toma de decisiones y a apoyar al paciente de una forma más informada.

Además de proporcionar información sobre el diagnóstico y el tratamiento, los cuidadores también deben preparar a las familias para los retos prácticos y emocionales a los que pueden enfrentarse. Esto puede incluir consejos sobre el manejo de comportamientos difíciles, la comunicación con el paciente y formas de crear un entorno doméstico que favorezca la recuperación. Por ejemplo, los cuidadores pueden sugerir estrategias para calmar los conflictos, como hablar con calma, evitar la confrontación directa y utilizar técnicas de colaboración para resolver problemas. Estos consejos prácticos permiten a las familias gestionar mejor las situaciones estresantes y apoyar al paciente de forma más eficaz.

El apoyo emocional es otro componente esencial del apoyo familiar. Las familias de pacientes con problemas de salud mental a menudo pueden sentirse impotentes, estresadas o incluso culpables por la situación. Es crucial que los cuidadores reconozcan y validen estas emociones, ofreciendo una escucha empática y asegurando a las familias que no están solas en este viaje. Los cuidadores pueden organizar sesiones de debate en las que se anime a los familiares a expresar sus preocupaciones, temores y esperanzas. Al escuchar estas historias con compasión, los cuidadores pueden ayudar a aliviar la carga emocional de las familias y a reforzar su resiliencia.

Los grupos de apoyo familiar son otro recurso valioso. Estos grupos ofrecen un espacio donde las familias pueden compartir sus experiencias, intercambiar consejos y apoyarse mutuamente. Participar en un grupo de apoyo permite a las familias darse cuenta de que no están solas y encontrar consuelo en la solidaridad con otras personas en situaciones similares. Los cuidadores pueden facilitar el acceso a estos grupos organizándolos ellos mismos o remitiendo a las familias a asociaciones locales o recursos comunitarios. Estos grupos crean una red de apoyo que suele ser crucial para ayudar a las familias a superar los retos de la vida cotidiana.

Además de los grupos de apoyo, es importante proporcionar a las familias recursos educativos adicionales, como folletos, libros, sitios web fiables o talleres educativos. Estos recursos permiten a las familias seguir aprendiendo a su propio ritmo y comprender mejor cómo apoyar a su ser querido. Por ejemplo, un taller sobre la gestión del estrés o la comunicación con un paciente que sufre esquizofrenia puede dar a las familias herramientas concretas para mejorar su relación con el paciente y crear un entorno de vida más estable y positivo.

Por último, los cuidadores deben permanecer accesibles para responder a las preguntas y ofrecer apoyo continuo. La situación de un paciente puede cambiar, y las familias pueden necesitar asesoramiento adicional o tranquilidad en distintas fases del proceso asistencial. Mantener una comunicación abierta y regular, ya sea mediante citas programadas, llamadas telefónicas o consultas improvisadas, ayuda a garantizar que las familias se sientan respaldadas y que siempre tengan un punto de contacto fiable en caso de que lo necesiten.

- Dinámica familiar y su impacto en el paciente

La dinámica familiar desempeña un papel crucial en la vida de un paciente, especialmente en el ámbito psiquiátrico, donde las interacciones y relaciones familiares pueden tener un profundo impacto en el bienestar emocional y mental del paciente. Las relaciones familiares, ya sean positivas o negativas, influyen no sólo en cómo percibe el paciente su enfermedad, sino también en su capacidad para comprometerse con el proceso asistencial, recuperarse y mantener su salud mental a largo plazo. Comprender esta dinámica y sus repercusiones es esencial para los cuidadores, que no sólo deben tratar al paciente, sino también tener en cuenta el entorno familiar en el que vive.

La dinámica familiar gira en torno a los roles, las expectativas, las comunicaciones y las interacciones que tienen lugar entre sus miembros. Con el tiempo, cada familia desarrolla un sistema operativo único, que puede apoyar o complicar la gestión de una enfermedad mental. Por ejemplo, en una familia en la que la comunicación es abierta y los miembros se apoyan mutuamente, el paciente puede sentirse animado y fortalecido en su camino hacia la recuperación. Por el contrario, en una familia donde hay críticas, juicios o falta de comprensión, los pacientes pueden sentirse aislados, avergonzados o sin apoyo, lo que puede empeorar sus síntomas y dificultar su recuperación.

Una dinámica familiar positiva suele caracterizarse por una comunicación clara, honesta y empática. En un entorno así, los miembros de la familia pueden expresar sus preocupaciones, sentimientos y necesidades sin temor a ser juzgados o rechazados. Esta apertura permite a los pacientes compartir sus experiencias y dificultades relacionadas con su enfermedad mental, sentirse comprendidos y apoyados, y desarrollar un sentimiento de pertenencia y seguridad. Las familias que fomentan este tipo de comunicación suelen tener un impacto beneficioso en el paciente, ya que le proporcionan una sólida red de apoyo que puede ayudarle en los momentos difíciles.

Por otra parte, una dinámica familiar marcada por conflictos no resueltos, malentendidos o una comunicación disfuncional puede tener efectos nocivos para el paciente. En estas familias, las tensiones pueden acumularse, las frustraciones pueden expresarse mal y las necesidades emocionales del paciente pueden desatenderse. Por ejemplo, una familia en la que los miembros minimizan o niegan la gravedad de la enfermedad mental del paciente puede hacer que éste se sienta incomprendido, estigmatizado o aislado. Del mismo modo, las familias en las que las críticas o las expectativas poco realistas son omnipresentes pueden crear un entorno en el que el paciente se sienta sometido a una presión constante, lo que puede agravar los síntomas de estrés, ansiedad o depresión.

El papel que cada miembro de la familia desempeña dentro de la dinámica familiar también es crucial. En algunas familias, el paciente puede ser percibido como "el problema" o "el paciente", lo que puede estigmatizarlo y reforzar un sentimiento de identidad negativa. Esta percepción puede llevar a una dinámica de victimización en la que el paciente se siente atrapado en un papel que le define únicamente por su enfermedad, limitando sus oportunidades de crecimiento y recuperación. Por el contrario, en las familias en las que el paciente es visto como un individuo completo, con sus propios puntos fuertes, talentos y capacidades, el paciente puede sentirse valorado y animado a participar activamente en su tratamiento y en su vida social.

También es importante tener en cuenta el impacto de los roles familiares en la recuperación del paciente. Por ejemplo, en una familia en la que un miembro desempeña el papel de "cuidador principal", ese miembro puede sentirse a veces sobrecargado o agotado, lo que puede afectar a la calidad del apoyo ofrecido al paciente. Por el contrario, una distribución equilibrada de las responsabilidades asistenciales entre varios miembros de la familia puede crear un entorno más estable y menos estresante para el paciente, al tiempo que evita el agotamiento de un solo miembro de la familia.

Los cuidadores deben ser conscientes de esta dinámica y trabajar con las familias para ayudarles a desarrollar interacciones más sanas y solidarias. Esto puede incluir intervenciones como la terapia familiar, en la que se anima a los miembros de la familia a explorar y comprender sus papeles, sus interacciones y el impacto de éstas en el paciente. Por ejemplo, la terapia familiar puede ayudar a resolver conflictos subyacentes, mejorar la comunicación y desarrollar estrategias para apoyar al paciente de forma más constructiva. Trabajando juntos, los familiares pueden aprender a reconocer las dinámicas disfuncionales y transformarlas en relaciones más positivas y beneficiosas para la recuperación del paciente.

Por último, es crucial reconocer que la dinámica familiar no es estática; puede evolucionar y mejorar con el tiempo y el apoyo adecuado. Los cuidadores desempeñan un papel clave a la hora de ayudar a las familias a navegar por estos cambios, proporcionándoles recursos, asesoramiento y apoyo continuo. Reforzando los aspectos positivos de la dinámica familiar y trabajando sobre los negativos, los cuidadores pueden ayudar a crear un entorno familiar más sano que promueva no sólo la recuperación del paciente, sino también el bienestar de toda la familia.

Grupos de debate familiar

- Organizar y dirigir grupos de debate

La organización y facilitación de grupos de apoyo psiquiátrico son poderosas herramientas terapéuticas que proporcionan a los participantes un espacio seguro para expresar sus sentimientos, compartir sus experiencias y recibir apoyo mutuo. Cuando están bien organizados y facilitados, estos grupos pueden desempeñar un papel crucial en el proceso de recuperación, permitiendo a los pacientes sentirse menos aislados, desarrollar habilidades sociales y encontrar estrategias para hacer frente a sus dificultades. Para maximizar su eficacia, es esencial que estos grupos estén bien estructurados y adopten un enfoque empático e integrador.

La organización de un grupo de debate empieza por definir claramente sus objetivos. Es importante saber qué se quiere conseguir con el grupo: ¿ofrecer un espacio de apoyo emocional, educar a los participantes sobre su enfermedad o desarrollar habilidades específicas como la gestión del estrés o la mejora de las relaciones interpersonales? Al definir estos objetivos desde el principio, el animador puede estructurar las sesiones para satisfacer las necesidades específicas de los participantes. Por ejemplo, un grupo de debate para pacientes con trastornos de ansiedad podría centrarse en técnicas de relajación y estrategias para controlar la ansiedad a diario.

La elección de los participantes es también un aspecto crucial de la organización. Es importante componer el grupo de tal manera que los participantes se sientan cómodos entre sí, al tiempo que se garantiza la diversidad de experiencias y perspectivas. El número de participantes debe ser lo suficientemente pequeño como para que todos puedan expresarse, pero lo suficientemente grande como para crear una dinámica de grupo enriquecedora. En general, lo ideal es un grupo de 6 a 12 personas. Antes de empezar, suele ser útil reunirse individualmente con cada participante para evaluar sus necesidades, expectativas y nivel de comodidad con la idea de participar en un grupo de debate.

Una vez formado el grupo, es esencial establecer un marco seguro y respetuoso. El facilitador debe definir claramente las reglas básicas del grupo desde el principio, como la confidencialidad, el respeto por las opiniones y experiencias de los demás y la importancia de la escucha activa. Estas normas son fundamentales para crear un entorno en el que los participantes se sientan lo suficientemente seguros como para compartir sus sentimientos más íntimos. Por ejemplo, puede acordarse que todo lo que se diga en el grupo será confidencial, para proteger la intimidad de los participantes y generar confianza en el grupo.

Facilitar un grupo de debate requiere una gran sensibilidad y la capacidad de guiar las discusiones de forma constructiva. El animador debe adoptar una postura de escucha empática, animando a todos a expresarse y asegurándose de que nadie monopoliza la palabra. Es esencial crear un equilibrio entre la libertad de expresión y el respeto a los demás, interviniendo si es necesario para reorientar los debates o aliviar las tensiones que puedan surgir. Por ejemplo, si un participante empieza a sentirse abrumado por sus emociones, el animador puede sugerir una pausa o una actividad de relajación para ayudar a volver a centrar al grupo.

El animador también debe estar atento a la dinámica del grupo y a las interacciones cambiantes entre los participantes. Algunos participantes pueden ser más reservados o reacios a expresarse, mientras que otros pueden ser más abiertos o dominantes. El animador debe intentar dar a todos la oportunidad de hablar, formulando preguntas abiertas o animando a los más tímidos a compartir sus ideas. También puede ser útil incorporar actividades que animen a todos a participar, como ejercicios en pequeños grupos o turnos de palabra en los que se invite a todos a hablar brevemente.

Facilitar grupos de debate también implica gestionar las emociones que puedan surgir. A veces, los debates pueden estar cargados de emociones y es importante que el moderador esté preparado para acogerlas con empatía y sin juzgarlas. El animador puede utilizar técnicas de apoyo emocional, como validar los sentimientos expresados o reformular para ayudar a aclarar las emociones que sienten los participantes. Por ejemplo, si un participante expresa rabia o tristeza, el facilitador puede reconocer estos sentimientos diciendo: "Es comprensible que te sientas así en una situación tan difícil". Este reconocimiento ayuda a los participantes a sentirse comprendidos y apoyados.

Otro aspecto importante de la facilitación es la capacidad de fomentar el apoyo mutuo dentro del grupo. Los grupos de debate no son sólo lugares para compartir, sino también lugares donde los participantes pueden ayudarse mutuamente. El moderador puede facilitarlo animando a los participantes a compartir sus propias experiencias y estrategias para hacer frente a los retos, y destacando las similitudes en sus experiencias. Este intercambio puede ser muy reconfortante para los participantes, ya que les demuestra que no están solos en sus luchas.

Por último, la conclusión de cada sesión de grupo focal es un momento importante para recapitular los puntos tratados y permitir que todos reflexionen sobre lo que han aprendido o sentido. El animador puede fomentar una breve reflexión individual o en grupo sobre los puntos fuertes de la sesión, lo que ayuda a afianzar lo aprendido y a preparar al grupo para futuras sesiones. También es útil recordar a los participantes la importancia de cuidarse después de la sesión, especialmente si se han expresado emociones fuertes.

- El papel de los auxiliares de cuidados en estos grupos

Las enfermeras desempeñan un papel esencial en los grupos de discusión psiquiátrica. Su presencia e implicación son cruciales para crear un entorno de apoyo, seguridad y confianza, en el que los pacientes se sientan cómodos expresándose y compartiendo sus experiencias. Aunque los grupos de discusión suelen estar dirigidos por psicólogos o terapeutas, los auxiliares asistenciales aportan una dimensión única a estas reuniones gracias a su proximidad diaria con los pacientes, su profundo conocimiento de sus necesidades y su capacidad para establecer lazos de confianza.

Uno de los papeles fundamentales de los asistentes en estos grupos es el de facilitadores. Gracias a su especial relación con los pacientes, los cuidadores pueden ayudar a romper el hielo y animar a los participantes a abrirse. A menudo son vistos por los pacientes como figuras de confianza, lo que puede facilitar en gran medida su participación en el grupo. Con su presencia tranquilizadora, los cuidadores pueden ayudar a reducir la ansiedad de los participantes, apoyándoles en el proceso de expresar sus emociones y animándoles a participar activamente en los debates. Por ejemplo, un cuidador puede hacer preguntas abiertas para estimular el diálogo o invitar a un paciente más reservado a compartir sus pensamientos, respetando el ritmo y los límites del paciente.

Los auxiliares de cuidados también desempeñan un papel crucial en la observación y la intervención. Su profundo conocimiento de los pacientes les permite detectar rápidamente los signos de angustia, agitación o retraimiento que pueden surgir durante las conversaciones en grupo. Como buenos observadores, pueden intervenir adecuadamente para calmar una situación potencialmente estresante. Por ejemplo, si un paciente muestra signos de angustia emocional, el cuidador puede sugerir un descanso, proponer una actividad de relajación o acompañar al paciente fuera del grupo para que se tome un momento tranquilo. Esta vigilancia ayuda a mantener un clima de seguridad y bienestar para todos los participantes.

Además, los auxiliares de enfermería aportan una perspectiva práctica y pragmática a los debates de grupo. Su conocimiento de la vida cotidiana de los pacientes les permite ofrecer consejos concretos y soluciones realistas a los retos que pueden encontrar los participantes. Por ejemplo, si un paciente menciona dificultades para controlar la ansiedad en situaciones específicas, el auxiliar de enfermería puede sugerir técnicas o rutinas que ya se han probado en la atención diaria. Este enfoque práctico refuerza la utilidad de los grupos de debate al proporcionar herramientas que pueden aplicarse directamente a la vida diaria de los pacientes.

Los asistentes también desempeñan un papel importante en la promoción del apoyo mutuo dentro del grupo. Al fomentar los intercambios entre los participantes, contribuyen a reforzar los lazos de solidaridad y comprensión mutua. Los asistentes pueden, por ejemplo, destacar las similitudes en las experiencias compartidas, valorar las aportaciones de los participantes y fomentar la empatía y el apoyo mutuo. Este papel es especialmente crucial en los grupos en los que los participantes pueden sentirse aislados o reacios a compartir sus experiencias. Al facilitar estas interacciones positivas, los asistentes contribuyen a crear un entorno en el que todos se sienten comprendidos y apoyados.

Otro aspecto de la función de los auxiliares asistenciales en los grupos de discusión es hacer un seguimiento de los participantes después de las sesiones. Después de una sesión de grupo, algunos pacientes pueden necesitar seguir hablando de lo que han sentido o compartido. Los asistentes suelen ser las primeras personas a las que acuden los pacientes para hablar de sus sentimientos y preocupaciones, o para buscar consuelo. El seguimiento posterior a la sesión garantiza que los pacientes han asimilado lo que se ha hablado y les ayuda a integrar las lecciones del grupo en su vida cotidiana. Este apoyo continuo es esencial para reforzar los beneficios terapéuticos de los grupos de discusión y garantizar la continuidad de la atención.

Por último, los auxiliares asistenciales desempeñan un papel clave en la comunicación con el resto del equipo asistencial. Gracias a su participación activa en grupos de discusión, pueden compartir información valiosa sobre la evolución de los pacientes, así como sobre los retos específicos a los que se enfrentan. Esta comunicación garantiza una atención coherente e integrada, en la que las intervenciones en grupo se complementan con una atención individualizada y adaptada a las necesidades de cada paciente. Al transmitir esta información, los auxiliares asistenciales contribuyen a un seguimiento más eficaz y a una mejor coordinación de la asistencia dentro del equipo multidisciplinar.

- Ventajas para familiares y pacientes

Los beneficios de los grupos de discusión para familias y pacientes en entornos psiquiátricos son numerosos y profundamente impactantes. Estos grupos ofrecen un espacio único donde los participantes pueden compartir sus experiencias, expresar sus emociones y recibir apoyo mutuo en un entorno seguro y empático. Tanto para las familias como para los pacientes, los grupos de discusión desempeñan un papel esencial en el proceso de recuperación, comprensión mutua y fortalecimiento de los vínculos afectivos.

Para los pacientes, uno de los primeros beneficios de los grupos de conversación es la reducción del sentimiento de aislamiento. Los trastornos mentales suelen ir acompañados de un profundo sentimiento de soledad, en el que los pacientes se sienten incomprendidos o desconectados del mundo que les rodea. Participar en un grupo de discusión ayuda a romper este aislamiento al reunir a personas que comparten experiencias similares. Poder hablar abiertamente de sus dificultades con personas que están pasando por situaciones similares ayuda a los pacientes a sentirse menos solos y más comprendidos. Este sentimiento de pertenencia a un grupo puede ser muy reconfortante y contribuir a aumentar la confianza de los pacientes en sí mismos.

Los grupos de debate también ofrecen un espacio para la expresión de emociones. A los pacientes a menudo les resulta difícil expresar sus sentimientos, ya sea por estigmatización, por miedo a ser juzgados o simplemente por la complejidad de sus emociones. Los grupos de debate, dirigidos por profesionales afectuosos, proporcionan un entorno seguro en el que los participantes pueden hablar libremente de sus sentimientos, sin miedo a ser juzgados. Esta libre expresión no sólo alivia la tensión interna, sino que también permite a los participantes tomar conciencia de sus propias emociones y comprenderlas mejor. Esto facilita la gestión de estas emociones en la vida cotidiana y puede tener un importante efecto terapéutico.

Otro beneficio importante para los pacientes es la adquisición de nuevas habilidades y estrategias de afrontamiento. Los grupos de debate suelen ser lugares de intercambio de consejos prácticos y experiencias personales, donde los participantes pueden aprender unos de otros. Por ejemplo, un paciente puede descubrir una nueva técnica de gestión del estrés o un enfoque diferente para hacer frente a la ansiedad, simplemente escuchando las experiencias de los demás. Estos intercambios enriquecen los recursos personales de los participantes y les proporcionan herramientas concretas para mejorar su bienestar cotidiano.

Para las familias, los grupos de discusión ofrecen una valiosa oportunidad de comprender mejor la enfermedad mental de su ser querido. Los trastornos mentales suelen ser desconcertantes para las familias, que pueden sentirse impotentes o desamparadas ante el comportamiento o los síntomas de su ser querido. Participar en un grupo de discusión permite a las familias obtener información, hacer preguntas y comprender mejor por lo que está pasando su ser querido. Este mayor conocimiento de la enfermedad permite a las familias adoptar una actitud más empática y solidaria, que es crucial para la recuperación del paciente.

Los grupos de discusión también ayudan a las familias a desarrollar las habilidades que necesitan para apoyar mejor a sus seres queridos en el día a día. A través de intercambios con otras familias y consejos de profesionales, pueden aprender estrategias para gestionar situaciones difíciles, comunicarse más eficazmente y crear un entorno doméstico más estable y reconfortante. Por ejemplo, una familia puede aprender a calmar las tensiones con un familiar que sufre trastornos del estado de ánimo adoptando técnicas de comunicación no violenta o introduciendo rutinas tranquilizadoras. Estas habilidades no sólo mejoran la calidad de vida del paciente, sino que también refuerzan la resistencia y el bienestar de la propia familia.

Otro beneficio para las familias es la oportunidad de compartir sus propias emociones y experiencias. Cuidar de un ser querido con un trastorno mental puede ser una fuente de estrés, ansiedad y, a veces, sentimientos de impotencia. Los grupos de debate ofrecen un espacio en el que los familiares pueden expresar sus frustraciones, miedos y esperanzas, y recibir el apoyo de personas que entienden por lo que están pasando. Este intercambio ayuda a aliviar parte de la carga emocional y a encontrar consuelo en el apoyo mutuo. También contribuye a reforzar la solidaridad dentro de la familia, creando una red de apoyo en la que cada miembro se siente comprendido y respaldado.

Por último, tanto para los pacientes como para las familias, los grupos de discusión ayudan a desarrollar relaciones más sólidas y armoniosas. Al participar en estos grupos, familiares y pacientes aprenden a comunicarse mejor, a expresar sus necesidades y a comprender las perspectivas de los demás. Esta mejora de la comunicación y la comprensión mutua contribuye a reducir los conflictos, reforzar los vínculos afectivos y crear un entorno más estable y propicio para todos. Estas mejores relaciones son esenciales para la recuperación del paciente y para el bienestar general de la familia.

Gestionar los conflictos familiares

- Técnicas de mediación entre pacientes y familiares

La mediación entre pacientes y familiares en entornos psiquiátricos es una práctica esencial para resolver conflictos, mejorar la comunicación y reforzar los vínculos afectivos. Los trastornos mentales pueden a menudo crear tensiones y malentendidos en el seno de las familias, por lo que la mediación es necesaria para restablecer un clima de confianza y apoyo mutuo. Los cuidadores, y en particular los auxiliares de enfermería, desempeñan un papel crucial a la hora de facilitar esta mediación, utilizando técnicas adecuadas para aliviar las tensiones y fomentar un diálogo constructivo.

Una de las primeras técnicas de mediación es la escucha activa. Este método consiste en escuchar atentamente a ambas partes, sin interrumpirlas, validando las emociones y preocupaciones expresadas por cada una. La escucha activa también implica reformular lo que se ha dicho para asegurarse de que todos han entendido los puntos de vista expresados. Por ejemplo, un mediador puede decir: "Si he entendido bien, te sientes herido cuando...". Esta reformulación ayuda a aclarar las posiciones de cada uno y demuestra que sus sentimientos se toman en serio, lo que puede reducir las tensiones y allanar el camino para un diálogo más tranquilo.

Otra técnica importante es la validación de las emociones. En los conflictos entre pacientes y familiares, es esencial reconocer y legitimar las emociones de ambas partes, ya sean de ira, frustración, tristeza o miedo. Al validar estas emociones, el mediador ayuda a aliviar las tensiones y mostrar que estos sentimientos son normales y comprensibles en el contexto de la situación. Por ejemplo, al decir: "Entiendo que te sientas frustrado por esta situación y es importante que hablemos de ello", el mediador demuestra que reconoce el dolor de la persona al tiempo que la anima a expresar sus emociones de forma constructiva.

La comunicación no violenta (CNV) también es una técnica de mediación eficaz. La CNV fomenta la expresión de necesidades y sentimientos de forma clara y respetuosa, sin culpar ni criticar. Se basa en cuatro pasos: observar sin juzgar, expresar sentimientos, identificar necesidades y formular peticiones claras. Por ejemplo, un paciente puede aprender a decir: "Cuando no paras de recordarme que me tome la medicación, me siento presionado y me gustaría que me dieras más responsabilidad en este aspecto". Este enfoque ayuda a desactivar los conflictos evitando las acusaciones y centrándose en las soluciones.

La mediación en entornos psiquiátricos también requiere un enfoque estructurado para fomentar un diálogo equilibrado. Esto puede incluir el establecimiento de normas básicas para la discusión, como la prohibición de interrupciones, el respeto del turno de palabra de cada persona y el compromiso de escuchar activamente a la otra parte. El mediador también puede elaborar un orden del día para la discusión, identificando los puntos específicos de tensión que deben abordarse, para evitar que la conversación se disperse o adquiera una carga emocional excesiva. Al estructurar el debate de forma clara y organizada, el mediador ayuda a ambas partes a centrarse en las cuestiones importantes y avanzar hacia una resolución constructiva.

La técnica de la reformulación positiva también es útil en la mediación. Consiste en transformar afirmaciones negativas o acusatorias en formulaciones positivas que fomenten la colaboración. Por ejemplo, si un miembro de la familia dice: "Nunca haces lo que te pido, siempre eres irresponsable", el mediador puede ayudar a reformular esta frase de forma más constructiva: "Estaría bien que te responsabilizaras más, eso me tranquilizaría mucho". Esta reformulación ayuda a cambiar el tono de la discusión y a orientar el diálogo hacia soluciones y no hacia la culpa.

La empatía también desempeña un papel fundamental en la mediación. El mediador debe ser capaz de ponerse en el lugar de cada una de las partes para comprender sus perspectivas y motivaciones profundas. Esta empatía crea un vínculo de confianza con los participantes y les anima a expresar sus verdaderas preocupaciones. Por ejemplo, mostrando empatía hacia un paciente que se siente incomprendido por su familia, el mediador puede ayudarle a abrirse más y explicar cómo se siente realmente. Del mismo modo, al comprender la frustración de un padre que se siente impotente ante la enfermedad de su hijo, el mediador puede ayudar a transformar esta frustración en energía positiva para apoyar la recuperación del paciente.

Por último, el desarrollo conjunto de soluciones es una técnica clave en la mediación. En lugar de imponer soluciones, el mediador anima a pacientes y familiares a trabajar juntos para encontrar compromisos que satisfagan las necesidades de todos. Este enfoque colaborativo refuerza el sentido de responsabilidad compartida y el compromiso mutuo para resolver los conflictos. Por ejemplo, si un conflicto es sobre la toma de medicación, el mediador puede animar al paciente y a la familia a trabajar juntos para desarrollar un plan en el que el paciente asuma más responsabilidad, beneficiándose al mismo tiempo del apoyo de la familia. Esta co-creación de soluciones promueve el apoyo de todas las partes y aumenta las posibilidades de éxito.

- Gestionar situaciones de tensión e incomprensión

La gestión de situaciones de tensión y malentendidos en el entorno psiquiátrico es una habilidad esencial para los cuidadores, especialmente para los que trabajan en contacto directo con los pacientes. Estas situaciones, que pueden surgir en cualquier momento, requieren un enfoque sensible, estructurado y empático para desactivar los conflictos, restablecer la comunicación y crear un entorno asistencial sereno. La forma en que se gestionan estas tensiones puede tener un impacto significativo en el bienestar de los pacientes y en la calidad de la relación terapéutica.

El primer paso para gestionar una situación de tensión o malentendido es reconocer y calmar la escalada de emociones. Las tensiones suelen surgir de una acumulación de frustraciones, malentendidos o necesidades no expresadas. Cuando las emociones alcanzan un punto crítico, es crucial que el cuidador intervenga rápidamente, manteniendo la calma y adoptando una actitud tranquilizadora. Una voz suave, un lenguaje corporal abierto y una escucha atenta son herramientas poderosas para calmar una situación tensa. Por ejemplo, si un paciente se enfada, el cuidador puede asegurarse primero de que está físicamente a salvo y luego adoptar una actitud empática diciendo: "Veo que estás enfadado, hablemos de ello". Este enfoque muestra al paciente que se le escucha y que se toman en serio sus emociones, lo que puede ayudar a reducir la tensión inicial.

La escucha activa desempeña un papel fundamental en la gestión de las tensiones. A menudo, las situaciones de conflicto o malentendido surgen porque las personas implicadas no se sienten escuchadas o comprendidas. Prestando toda su atención a lo que dice el paciente, reformulando para asegurarse de que se entiende el mensaje y formulando preguntas abiertas para aclarar los puntos de malentendido, el cuidador puede contribuir a aclarar la situación. Por ejemplo, si un paciente se siente frustrado porque cree que no se tienen en cuenta sus necesidades, el cuidador puede decir: "Tiene la sensación de que no se escuchan sus necesidades. ¿Puede decirme algo más para que pueda entender mejor cómo se siente?". Esta invitación a expresarse ayuda a descubrir las fuentes de tensión y a trabajar para encontrar una solución.

Validar las emociones es otra técnica esencial. Es importante reconocer que las emociones del paciente, ya sean de ira, tristeza o miedo, son reales y legítimas. Aunque se pueden discutir los hechos que subyacen a estas emociones, siempre hay que respetar los sentimientos del paciente. Por ejemplo, si un paciente expresa frustración porque se siente limitado en su tratamiento, el cuidador puede responder: "Entiendo que puede ser frustrante sentirse limitado en sus opciones. Veamos juntos qué podemos hacer para mejorar la situación". Reconocer las emociones de este modo ayuda a calmar al paciente y abre el camino a un diálogo constructivo.

La comunicación no violenta (CNV) también es una estrategia eficaz para gestionar la tensión. Consiste en expresar claramente los propios sentimientos y necesidades sin acusar ni culpar a la otra persona. La CNV ayuda a desactivar el conflicto transformando la culpa en exigencias positivas. Por ejemplo, en lugar de decir "Nunca me escuchas", se puede animar al paciente a decir "Necesito sentir que comprendes cómo me siento". El cuidador puede modelar esta forma de comunicarse reformulando las quejas o críticas del paciente en términos de necesidades insatisfechas, e intentando responder de forma constructiva.

Establecer reglas de comunicación también es importante, sobre todo cuando las tensiones son frecuentes o persisten los malentendidos. Estas normas pueden incluir elementos como turnarse para hablar, evitar las interrupciones y comprometerse a escuchar a la otra parte hasta el final antes de responder. El cuidador puede introducir estas reglas explicando su importancia para mantener un diálogo respetuoso y productivo. Por ejemplo, en una situación tensa entre un paciente y un familiar, el cuidador puede decir: "Para que todos puedan expresarse con claridad, sugiero que hablemos por turnos y evitemos interrumpirnos". Esta estructura ayuda a mantener una conversación constructiva y reduce el riesgo de que se agraven los conflictos.

La empatía es una habilidad clave para gestionar la tensión. Al ponerse en el lugar del paciente, los cuidadores pueden comprender mejor lo que motiva sus reacciones y su comportamiento. Esta comprensión permite responder a las necesidades subyacentes del paciente y encontrar soluciones adecuadas. Por ejemplo, un paciente que se niega a tomar un tratamiento puede estar motivado por el miedo a los efectos secundarios. Al comprender este miedo, el cuidador puede dedicar tiempo a explicar el tratamiento, discutir opciones alternativas y tranquilizar al paciente sobre las medidas tomadas para minimizar los riesgos. Este enfoque empático ayuda a resolver el conflicto al tiempo que refuerza la relación de confianza entre paciente y cuidador.

Por último, el seguimiento después de gestionar la tensión es crucial. Es importante retomar la situación una vez que las emociones se hayan calmado, para hablar de lo sucedido, aprender de la experiencia y evitar futuros malentendidos. El cuidador puede organizar una reunión o entrevista de seguimiento para hablar de posibles mejoras en la comunicación o la atención. Esto no sólo ayuda a consolidar la resolución del conflicto, sino que también refuerza la colaboración entre el paciente, su familia y el equipo asistencial.

- Ayudar a las familias a afrontar las enfermedades mentales

Ayudar a las familias a aceptar una enfermedad mental es un proceso delicado y esencial, que requiere un enfoque compasivo, paciente y solidario. El descubrimiento de una enfermedad mental en un ser querido suele ser un shock para la familia, que puede verse desestabilizada por la incertidumbre, el miedo y, a veces, la negación. El papel de los cuidadores es crucial en esta fase, ya que no sólo deben informar y educar, sino también ayudar a las familias a atravesar las distintas etapas emocionales para lograr una aceptación constructiva de la situación.

El primer paso es proporcionar información clara y comprensible sobre las enfermedades mentales. Muchas familias no tienen un conocimiento profundo de los trastornos mentales y pueden sentirse asustadas o confundidas por los síntomas de su ser querido. Los cuidadores deben explicar de forma sencilla y accesible la naturaleza del trastorno, sus posibles causas, cómo evoluciona y las opciones de tratamiento disponibles. Esto desmitifica la enfermedad y reduce el miedo a lo desconocido. Por ejemplo, al explicar que la esquizofrenia es una enfermedad crónica que puede tratarse con los cuidados adecuados, el cuidador ayuda a la familia a comprender que, aunque se trata de una enfermedad grave, hay formas de mejorar la calidad de vida del paciente.

En segundo lugar, es esencial reconocer y validar las emociones que sienten los familiares. El anuncio de un diagnóstico de enfermedad mental puede desencadenar toda una serie de emociones, desde la tristeza hasta la ira, la culpa o la negación. Es importante que los cuidadores permitan a las familias expresar estas emociones sin juzgarlas, ofreciéndoles un espacio en el que se sientan escuchadas y comprendidas. Por ejemplo, a un padre que exprese culpa preguntándose si ha hecho algo mal al criar a su hijo hay que tranquilizarle diciéndole que la enfermedad mental suele ser multifactorial y que la culpa no está justificada. Validar estas emociones ayuda a las familias a sentirse apoyadas y a avanzar gradualmente hacia la aceptación.

El apoyo emocional es otro pilar del apoyo. Las familias pueden sentirse abrumadas por la responsabilidad de cuidar a un ser querido con una enfermedad mental, y es crucial asegurarles que no están solos en este viaje. Los cuidadores pueden organizar sesiones de apoyo individuales o en grupo en las que las familias puedan compartir sus experiencias, miedos y esperanzas con otras personas en situaciones similares. Este intercambio ayuda a normalizar las emociones sentidas y a reforzar la resistencia de las familias ante la enfermedad de su ser querido. Por ejemplo, participar en un grupo de apoyo para padres de niños que padecen trastorno bipolar puede ayudar a una madre a sentirse menos aislada y a encontrar estrategias para gestionar el día a día con mayor eficacia.

Otro aspecto crucial del apoyo es ayudar a las familias a ajustar sus expectativas. Puede ser difícil para las familias aceptar que su ser querido ya no pueda vivir de la misma manera que antes de la aparición de la enfermedad. Los cuidadores deben ayudarles a comprender que aceptar la enfermedad a menudo significa redefinir los objetivos y las expectativas de recuperación. Esto puede significar aceptar que la recuperación es un proceso gradual y no lineal, con altibajos como parte integral del viaje. Al ayudar a las familias a centrarse en los progresos, por pequeños que sean, en lugar de en la vuelta al estado anterior, los cuidadores contribuyen a crear un clima de esperanza realista y apoyo continuo.

La formación y la educación son también fundamentales para ayudar a las familias a aceptar la enfermedad mental. Los cuidadores pueden organizar talleres o sesiones educativas sobre temas como las señales de alarma de una crisis, estrategias para comunicarse con un familiar enfermo o técnicas de gestión del estrés. Al proporcionar herramientas y conocimientos prácticos, los cuidadores permiten a las familias comprender mejor la enfermedad y sentirse más competentes en su función de apoyo. Por ejemplo, aprender a **reaccionar** adecuadamente ante un ataque de ansiedad no sólo puede ayudar a apaciguar la situación, sino también a aumentar la confianza de las familias en su capacidad para gestionar estos retos.

Por último, es importante subrayar el papel crucial del apoyo continuo. Asumir una enfermedad mental no es un hecho aislado, sino un proceso continuo que puede tener sus altibajos. Los cuidadores deben permanecer disponibles para las familias a lo largo de este proceso, ofreciendo apoyo constante y estando preparados para intervenir cuando surjan nuevas dificultades. Este apoyo continuo puede adoptar la forma de citas periódicas, contacto telefónico o consultas de seguimiento, en las que las familias pueden hablar de sus preocupaciones y recibir consejos sobre cómo superarlas.

Capítulo 6
El auxiliar de cuidados y la diversidad de los entornos psiquiátricos

Los diferentes departamentos psiquiátricos

- Psiquiatría de adultos frente a psiquiatría infantil

Aunque la psiquiatría infantil y la de adultos comparten el objetivo común de tratar los trastornos mentales, difieren considerablemente en su enfoque, métodos y contexto de intervención. Estas diferencias reflejan no sólo las variaciones de los trastornos mentales que se manifiestan a distintas edades, sino también las necesidades específicas y la dinámica particular de los pacientes según su etapa de desarrollo.

La psiquiatría de adultos se centra en el tratamiento de trastornos mentales en personas generalmente mayores de 18 años. Los trastornos más frecuentes en la psiquiatría de adultos son la depresión, los trastornos bipolares, los trastornos de ansiedad, los trastornos psicóticos como la esquizofrenia y los trastornos por abuso de sustancias. Estos trastornos, que suelen ser complejos y crónicos, requieren un enfoque terapéutico que tenga en cuenta no sólo los síntomas actuales, sino también la historia clínica, los factores socioeconómicos y las experiencias vitales pasadas que puedan haber contribuido al desarrollo de la enfermedad.

En psiquiatría de adultos, el enfoque terapéutico suele centrarse en el control de los síntomas, la prevención de las recaídas y el fomento de la autonomía del paciente. Los tratamientos suelen incluir una combinación de terapias farmacológicas, como antidepresivos o antipsicóticos, y psicoterapias, como la terapia cognitivo-conductual o la terapia psicodinámica. Los adultos suelen ser más autónomos y capaces de participar activamente en su propio tratamiento, lo que significa que la alianza terapéutica es un elemento clave. El objetivo es ayudar a los pacientes a gestionar su enfermedad manteniendo o recuperando una vida lo más normal posible, ya sea en términos profesionales, sociales o familiares.

La psiquiatría infantil y del adolescente, por su parte, se centra en los niños y adolescentes, un grupo con características y necesidades muy específicas. Los trastornos más frecuentes en esta disciplina son el trastorno por déficit de atención con o sin hiperactividad (TDAH), los trastornos del espectro autista (TEA), los trastornos de ansiedad, los trastornos del estado de ánimo, así como los trastornos del comportamiento y de la conducta. En esta población, los trastornos mentales suelen estar enredados con procesos normales de desarrollo, lo que los hace especialmente difíciles de identificar y tratar.

Una de las principales diferencias entre la psiquiatría de adultos y la infantil radica en el enfoque terapéutico. En la psiquiatría infantil y juvenil, las intervenciones deben adaptarse a la etapa de desarrollo del niño o adolescente. Las terapias utilizadas suelen ser más creativas y lúdicas, incorporando métodos como la terapia de juego, la terapia artística o la terapia familiar. A diferencia de los adultos, los pacientes jóvenes todavía se están desarrollando, lo que significa que el tratamiento debe tener como objetivo no sólo controlar los síntomas actuales, sino también apoyar su desarrollo psicológico, emocional y social. Los objetivos incluyen no sólo reducir los síntomas, sino también promover un desarrollo saludable que prepare a los jóvenes para la vida adulta.

La psiquiatría infantil también implica una fuerte dimensión familiar y educativa. Los padres, profesores y otras figuras de autoridad desempeñan un papel clave en la vida de los pacientes jóvenes, y su participación activa en el proceso terapéutico es a menudo esencial. Los cuidadores deben colaborar estrechamente con la familia para desarrollar estrategias de gestión del comportamiento, apoyar al niño en su entorno escolar y social y proporcionarle orientación educativa. De hecho, el éxito del tratamiento depende a menudo de la capacidad de movilizar recursos en torno al niño o adolescente, creando una red de apoyo que incluya a los padres, la escuela y a veces incluso los servicios sociales.

Otra diferencia importante radica en la forma de percibir y abordar los trastornos mentales. En los adultos, los trastornos mentales suelen verse en términos de cronicidad y tratamiento a largo plazo. En los niños y adolescentes, en cambio, existe un mayor potencial de cambio y mejora debido a su plasticidad cerebral y a su desarrollo continuo. Esto significa que las intervenciones tempranas pueden tener un impacto más profundo y duradero, alterando potencialmente el curso de la vida de un paciente joven de forma más significativa de lo que sería posible en un adulto. La prevención y la intervención precoz son, por tanto, las principales prioridades de la psiquiatría infantil, con el objetivo de minimizar el impacto de los trastornos mentales en el desarrollo general del niño.

Por último, la psiquiatría infantil y adolescente a menudo tiene que tratar con múltiples sistemas y entornos, como la escuela, la familia y a veces incluso el sistema judicial, en el caso de los jóvenes que presentan un comportamiento delictivo. Los cuidadores tienen que navegar por estos diferentes contextos para garantizar una atención coherente e integral. En la psiquiatría de adultos, aunque las interacciones sociales y los entornos vitales también son importantes, la atención suele centrarse más en el propio paciente y en su capacidad para gestionar su estado de forma independiente.

- Servicios especializados: psiquiatría geriátrica, unidades para trastornos graves, etc.

Los servicios psiquiátricos especializados, como la psiquiatría geriátrica y las unidades para trastornos graves, desempeñan un papel crucial en la atención a poblaciones específicas con necesidades especiales. Estos servicios están diseñados para proporcionar una atención adaptada y especializada, teniendo en cuenta las características únicas de cada grupo de pacientes. Su existencia responde a la necesidad de ofrecer intervenciones terapéuticas específicas que tengan en cuenta las particularidades ligadas a la edad, la gravedad de los trastornos u otros factores clínicos complejos. Al ofrecer una atención especializada, estos servicios contribuyen a mejorar la calidad de vida de los pacientes al tiempo que optimizan los resultados terapéuticos.

La psiquiatría geriátrica es un campo especializado que se centra en los trastornos mentales de las personas mayores. A medida que la población envejece, este servicio adquiere cada vez más importancia. Los pacientes de edad avanzada suelen presentar trastornos mentales específicos, como depresión, ansiedad, trastornos cognitivos y demencia, incluida la enfermedad de Alzheimer. Estos trastornos suelen complicarse con comorbilidades físicas, como enfermedades cardiovasculares, diabetes o afecciones neurodegenerativas, que pueden exacerbar los síntomas psiquiátricos. La psiquiatría geriátrica adopta un enfoque holístico, integrando la salud mental y física para proporcionar una atención integral.

En gerontopsiquiatría, el tratamiento debe adaptarse a las necesidades particulares de los ancianos. Por ejemplo, los tratamientos farmacológicos deben prescribirse prestando especial atención a las interacciones entre fármacos y a la fragilidad física de los pacientes. También se suelen utilizar terapias no farmacológicas, como la terapia de reminiscencia o la estimulación cognitiva, para mantener o mejorar la función cognitiva y la calidad de vida. Los equipos de psiquiatría geriátrica suelen trabajar en estrecha colaboración con las familias y los cuidadores, ya que su participación es esencial para apoyar a los pacientes en su vida cotidiana. Los cuidadores también deben recibir formación para gestionar las situaciones al final de la vida, en las que los cuidados paliativos y el tratamiento del dolor mental y físico se vuelven esenciales.

Las unidades de trastornos graves son otro tipo de servicio especializado, diseñado para atender a pacientes que sufren trastornos psiquiátricos graves y persistentes. Estas unidades están diseñadas para tratar a pacientes cuyos síntomas son especialmente complejos y resistentes a los tratamientos convencionales. Los trastornos tratados en estas unidades suelen incluir esquizofrenia, trastornos esquizoafectivos, trastornos bipolares graves y trastornos de la personalidad con conductas de alto riesgo, como tendencias suicidas o automutilación.

Uno de los principales objetivos de las unidades para trastornos graves es estabilizar a los pacientes en crisis. Estas unidades están equipadas para proporcionar cuidados intensivos, con un seguimiento constante y la capacidad de intervenir rápidamente si el estado mental del paciente se deteriora. El tratamiento en estas unidades suele incluir enfoques multidisciplinares, que combinan terapias farmacológicas complejas con intervenciones psicoterapéuticas intensivas, como la terapia cognitivo-conductual o la terapia dialéctico-conductual. Estas unidades también pueden utilizar técnicas de estimulación cerebral, como la terapia electroconvulsiva (TEC), para pacientes que no responden a los tratamientos convencionales.

Las unidades para trastornos graves también desempeñan un papel crucial en la rehabilitación a largo plazo de los pacientes. Una vez controlada la fase aguda, estas unidades ponen en marcha programas de rehabilitación psicosocial para ayudar a los pacientes a recuperar cierto grado de independencia. Pueden incluir programas de reaprendizaje de habilidades para la vida diaria, terapias ocupacionales o actividades estructuradas de socialización. El objetivo es preparar a los pacientes para una reincorporación gradual a la vida comunitaria, al tiempo que siguen controlando eficazmente sus síntomas.

Además de estos servicios, existen otras unidades especializadas para atender necesidades específicas. Por ejemplo, las unidades de psiquiatría perinatal se centran en los trastornos mentales de las mujeres embarazadas y las madres jóvenes, un ámbito en el que los problemas psicológicos están profundamente relacionados con la salud del bebé y el bienestar de la familia. Las unidades de psiquiatría forense, por su parte, tratan a pacientes con trastornos mentales que están implicados en el sistema judicial, ofreciendo una atención que tiene en cuenta tanto las necesidades clínicas como los imperativos legales.

Cada departamento especializado en psiquiatría desempeña un papel crucial en el cuidado de poblaciones específicas, ofreciendo una atención adaptada a las necesidades únicas de cada grupo. La psiquiatría geriátrica, por ejemplo, atiende a pacientes de edad avanzada cuyos trastornos mentales suelen complicarse con comorbilidades físicas y deterioro cognitivo. Las unidades para trastornos graves, por su parte, se centran en pacientes con trastornos psiquiátricos graves y persistentes, ofreciéndoles cuidados intensivos y programas de rehabilitación para mejorar su calidad de vida y su independencia. Otros servicios especializados, como las unidades de psiquiatría perinatal y las unidades de psiquiatría forense, responden a necesidades específicas relacionadas con contextos particulares, integrando la atención psiquiátrica con otras áreas de la salud o los requisitos legales.

- Diferencias entre asistencia hospitalaria, ambulatoria y domiciliaria

La atención psiquiátrica puede prestarse en diversos entornos, cada uno con sus propias características, ventajas e inconvenientes. La atención hospitalaria, ambulatoria y domiciliaria responde a necesidades específicas, en función de la gravedad de los síntomas, el nivel de apoyo necesario y las preferencias del paciente. Comprender las diferencias entre estas tres modalidades asistenciales es esencial para garantizar una atención adecuada y eficaz.

Los cuidados en régimen de hospitalización, a menudo denominados cuidados hospitalarios, están destinados a pacientes que requieren cuidados intensivos y continuos. Estos cuidados suelen estar indicados cuando los síntomas son graves, cuando el paciente está en crisis o cuando representa un peligro para sí mismo o para los demás. La hospitalización permite un seguimiento constante y una intervención rápida en caso de descompensación. También es útil para ajustar los tratamientos, en particular la medicación, que puede requerir una estrecha vigilancia de los efectos secundarios o las interacciones. La atención hospitalaria proporciona un entorno seguro y estructurado en el que los pacientes pueden recibir atención las 24 horas del día, terapias individuales y de grupo y acceso a un equipo multidisciplinar que incluye psiquiatras, psicólogos, enfermeras y otros profesionales sanitarios.

Sin embargo, la hospitalización, aunque esencial en determinadas situaciones, puede ser una experiencia restrictiva para algunos pacientes, ya que supone alejarse de su entorno habitual. La ruptura con la vida cotidiana, la familia y las responsabilidades puede ser una fuente de estrés y desestabilización para algunos. Además, el regreso a casa tras la hospitalización puede requerir un periodo de adaptación, ya que los pacientes tienen que volver a aprender a gestionar su vida cotidiana sin la estructura intensiva del hospital.

La atención ambulatoria, por su parte, está destinada a pacientes cuyo estado de salud les permite permanecer en su propio entorno mientras reciben un seguimiento regular. Esta atención suele ofrecerse tras la hospitalización o a pacientes cuyos síntomas son estables pero que requieren un seguimiento continuo. La atención ambulatoria incluye consultas periódicas con un psiquiatra, un psicólogo u otros profesionales de la salud mental. También puede incluir terapias de grupo, talleres de rehabilitación psicosocial y programas de educación terapéutica.

Una de las principales ventajas de la **atención** ambulatoria es que permite a los pacientes seguir viviendo en casa, manteniendo sus actividades cotidianas y sus relaciones sociales, al tiempo que se benefician de un seguimiento adaptado a sus necesidades. Este tipo de atención fomenta la autonomía de los pacientes y les ayuda a integrar gradualmente las estrategias terapéuticas en su vida cotidiana. La atención ambulatoria está especialmente indicada para pacientes en remisión o estabilización, en los que el apoyo sigue siendo necesario pero la hospitalización ya no está justificada.

Sin embargo, la atención ambulatoria depende en gran medida de la capacidad del paciente para comprometerse activamente con su tratamiento. Los pacientes deben ser capaces de acudir a las citas con regularidad, seguir las recomendaciones del tratamiento e informar de cualquier deterioro de su estado. Esto requiere un grado de autonomía y responsabilidad que no todos los pacientes pueden alcanzar, sobre todo los que tienen dificultades para organizar su tiempo o carecen de apoyo social.

La asistencia a domicilio es otra forma de asistencia en la que los cuidadores van directamente al domicilio del paciente para prestarle cuidados. Este enfoque es especialmente beneficioso para los pacientes que tienen dificultades para desplazarse, que prefieren permanecer en un entorno familiar o que padecen trastornos graves que requieren un seguimiento regular pero no justifican la hospitalización. La atención domiciliaria puede incluir la administración de medicación, entrevistas terapéuticas, evaluación del entorno doméstico y coordinación con otros servicios asistenciales.

Una de las principales ventajas de la atención domiciliaria es que permite tratar a los pacientes en su propio entorno, lo que puede reducir el estrés asociado a los cuidados y mejorar la cooperación del paciente. La atención domiciliaria también ofrece la oportunidad de comprender mejor el contexto del paciente, identificando los factores ambientales o familiares que podrían influir en su estado de salud. Este enfoque permite personalizar los cuidados, teniendo en cuenta las condiciones de vida del paciente y adaptando las intervenciones en consecuencia.

Sin embargo, la atención domiciliaria también presenta retos, sobre todo en términos de logística y recursos. Los desplazamientos de los profesionales sanitarios, la necesidad de equipos específicos y la coordinación con otros servicios pueden hacer más compleja la organización de estos cuidados. Además, algunos pacientes pueden experimentar una mayor sensación de dependencia al recibir asistencia en casa, sobre todo si les resulta difícil aceptar ayuda en su espacio privado.

Cuidados en una unidad cerrada y en el sector abierto

- Particularidades de los cuidados en una unidad cerrada: seguridad, mayor vigilancia

La asistencia en unidades psiquiátricas cerradas se caracteriza por unas características específicas que responden a la necesidad de unos niveles de seguridad y vigilancia especialmente elevados. Estas unidades están destinadas a pacientes con trastornos mentales graves, a menudo caracterizados por un alto riesgo de peligro para sí mismos o para los demás. Los cuidados en una unidad cerrada requieren un enfoque riguroso, con la seguridad en el centro de cada intervención, y una vigilancia constante y meticulosa por parte de los cuidadores.

Uno de los aspectos más llamativos de la asistencia en una unidad cerrada es la aplicación de medidas de seguridad reforzadas. Estas medidas son esenciales para prevenir comportamientos de riesgo, como intentos de suicidio, autolesiones o agresiones a terceros. El entorno físico de la unidad cerrada está diseñado para minimizar estos riesgos: los espacios están dispuestos de forma que se eviten los puntos de enganche, los objetos potencialmente peligrosos están estrictamente controlados y el acceso está limitado y vigilado. Por ejemplo, las puertas suelen estar cerradas y las ventanas aseguradas para evitar fugas o caídas accidentales. Estas precauciones físicas crean un entorno en el que se reduce el riesgo de que alguien actúe, proporcionando un espacio seguro a los pacientes en crisis.

El aumento de la vigilancia por parte de los equipos asistenciales es otro de los pilares de la asistencia en una unidad cerrada. El personal asistencial debe estar constantemente alerta a los signos de angustia, desorganización o agitación de los pacientes. Esta vigilancia se basa en una observación continua y detallada, que permite detectar precozmente cualquier deterioro del estado mental del paciente o cualquier intención peligrosa. Por ejemplo, un cambio repentino en el comportamiento, como una agitación inexplicable o un retraimiento repentino, puede indicar un mayor riesgo de que el paciente actúe, lo que requiere una intervención rápida. Los cuidadores deben estar formados para interpretar estas señales y actuar de forma preventiva, ajustando los cuidados o aplicando medidas de seguridad adicionales si es necesario.

Los protocolos de atención en la unidad cerrada también están estrictamente regulados para garantizar la seguridad del paciente. Cada intervención, ya sea medicamentosa o psicoterapéutica, se planifica y se lleva a cabo cuidadosamente, teniendo en cuenta el riesgo potencial para el paciente y para los demás. Por ejemplo, los tratamientos sedantes o antipsicóticos se administran bajo estrecha supervisión, con un seguimiento regular de los efectos secundarios para ajustar la dosis si es necesario. Las sesiones de terapia, ya sean individuales o de grupo, se llevan a cabo en condiciones en las que se minimizan los riesgos, con profesionales formados para gestionar situaciones de crisis.

Otro aspecto crucial de la asistencia en una unidad cerrada es la gestión de las relaciones entre los pacientes. Vivir en un espacio cerrado con otros pacientes con trastornos mentales graves puede ser fuente de tensiones y conflictos. Por lo tanto, los cuidadores deben estar especialmente atentos a las interacciones entre los pacientes e intervenir rápidamente para calmar cualquier situación potencialmente peligrosa. Esto puede incluir separar a los pacientes en caso de conflicto, aumentar la vigilancia de determinados pacientes de riesgo o reorganizar las actividades para evitar situaciones estresantes. La capacidad de los cuidadores para gestionar estas dinámicas de grupo es esencial para mantener un clima seguro en la unidad.

La dimensión terapéutica en las unidades cerradas también debe adaptarse a este entorno seguro. La atención que se presta en estas unidades tiene por objeto estabilizar el estado mental de los pacientes, reducir los comportamientos de riesgo y prepararlos gradualmente para su reintegración en un entorno menos restrictivo, como una unidad abierta o la atención ambulatoria. Los cuidadores trabajan para crear un equilibrio entre seguridad y apoyo terapéutico, proporcionando un entorno en el que los pacientes puedan empezar a recuperar la confianza en sí mismos, al tiempo que se les protege de los peligros asociados a su enfermedad. Por ejemplo, a menudo se ponen en marcha terapias centradas en la gestión de las emociones, la concienciación sobre los comportamientos de riesgo o la reeducación de las habilidades sociales para ayudar a los pacientes a recuperar el control de sus vidas.

El apoyo a las familias también desempeña un papel importante en los cuidados en unidades cerradas. Las familias suelen enfrentarse a sentimientos de ansiedad, culpa o impotencia cuando su ser querido es hospitalizado en una unidad cerrada. Los cuidadores deben proporcionarles información transparente sobre los motivos de la hospitalización, las medidas de seguridad aplicadas y los objetivos del tratamiento. Este diálogo con las familias es esencial para tranquilizarlas, implicarlas en el proceso asistencial y prepararlas para apoyar al paciente cuando finalmente reciba el alta de la unidad cerrada.

- La importancia de la autonomía en los sectores abiertos

La autonomía en los sectores psiquiátricos abiertos es de vital importancia, tanto para el bienestar de los pacientes como para su recuperación a largo plazo. A diferencia de las unidades cerradas, donde la seguridad y la vigilancia son las prioridades, los sectores abiertos ofrecen un entorno más flexible y menos restrictivo, que permite a los pacientes tomar decisiones sobre su propia vida y recuperar gradualmente su independencia. Este enfoque centrado en la autonomía es esencial para reforzar la confianza de los pacientes en sí mismos, favorecer su reinserción social y prepararlos para la vida fuera del hospital.

Uno de los aspectos más fundamentales de la autonomía en los sectores abiertos es la libertad de movimientos. Por lo general, los pacientes pueden salir de la unidad durante el día para participar en actividades, visitar a sus familias o incluso volver a trabajar o estudiar a tiempo parcial. Esta libertad es crucial, ya que permite a los pacientes mantener un vínculo con la vida exterior y reintegrarse gradualmente en la sociedad. Por ejemplo, se puede animar a los pacientes a que participen en actividades comunitarias, asuman la responsabilidad de gestionar su vida cotidiana o entablen relaciones sociales fuera del hospital. Estas experiencias son esenciales para devolver a los pacientes la sensación de normalidad y demostrarles que son capaces de llevar una vida activa y productiva a pesar de su enfermedad.

La autonomía en el sector abierto también es evidente en la gestión de los cuidados. A menudo se anima a los pacientes a participar activamente en la elaboración de su plan de tratamiento, a tomar su medicación de forma independiente y a organizar sus citas médicas o terapéuticas. Esta implicación en los cuidados refuerza el sentido de responsabilidad del paciente sobre su propia salud, lo que es crucial para la adherencia al tratamiento y la prevención de recaídas. Por ejemplo, un paciente que gestiona su propia toma de medicación puede llegar a comprender mejor la importancia de un tratamiento regular y las posibles consecuencias de interrumpirlo. Esta toma de conciencia contribuye a una mejor adherencia al tratamiento y a una mayor autonomía a largo plazo.

Fomentar la independencia en espacios abiertos también implica desarrollar las habilidades de la vida diaria. A menudo se anima a los pacientes a participar en actividades diseñadas para reforzar sus habilidades prácticas, como la gestión de un presupuesto, la preparación de comidas o el cuidado de su espacio vital. Estas habilidades son esenciales para que los pacientes puedan vivir de forma independiente una vez abandonen el hospital. Por ejemplo, un paciente que aprende a planificar sus compras y a cocinar comidas equilibradas adquiere habilidades que serán esenciales para llevar una vida sana e independiente. Este proceso de aprendizaje suele contar con el apoyo de talleres o sesiones de rehabilitación psicosocial, que permiten a los pacientes practicar en un entorno seguro antes de poner en práctica estas habilidades en la vida real.

La posibilidad de tomar decisiones personales es otro pilar de la autonomía en el sector abierto. Se anima a los pacientes a tomar decisiones sobre su vida cotidiana, su tratamiento y sus objetivos personales. Esta libertad de elección es fundamental para restablecer la autoestima de los pacientes, que puede verse gravemente afectada por la enfermedad mental. Al tomar decisiones, por pequeñas que sean, los pacientes recuperan el control sobre sus vidas, lo que constituye un aspecto crucial del proceso de recuperación. Por ejemplo, un paciente que decide participar en una actividad creativa o deportiva da un paso importante hacia el redescubrimiento de sus intereses y pasiones, lo que contribuye a reforzar su identidad y su sensación de plenitud.

La autonomía en espacios abiertos también repercute positivamente en la relación terapéutica entre cuidadores y pacientes. Al adoptar un enfoque colaborativo, los cuidadores respetan las elecciones y preferencias de los pacientes, lo que refuerza la confianza mutua y la alianza terapéutica. Los cuidadores desempeñan un papel de guía y apoyo, más que de control, y ayudan a los pacientes a afrontar los retos de la vida diaria respetando su independencia. Esta relación de confianza es esencial para que los pacientes se sientan respaldados en su búsqueda de autonomía, sabiendo al mismo tiempo que pueden contar con la ayuda de los cuidadores si la necesitan.

También es importante señalar que la autonomía en el sector abierto no significa ausencia de marco o normas. Los cuidadores se aseguran de que el entorno siga siendo estructurado y seguro, al tiempo que ofrecen a los pacientes la libertad de tomar sus propias decisiones. Esto puede incluir normas sobre cuándo volver a la unidad, la participación en actividades terapéuticas o la gestión de la medicación. Estas normas son necesarias para mantener un equilibrio entre autonomía y seguridad, garantizando que los pacientes evolucionan dentro de un marco que les protege al tiempo que les anima a ser más independientes.

- Técnicas para mantener el equilibrio entre la seguridad del paciente y la libertad

Mantener un equilibrio entre la seguridad y la libertad del paciente en el entorno psiquiátrico es un reto delicado pero crucial. Los cuidadores deben garantizar que los pacientes estén protegidos de posibles daños, ofreciéndoles al mismo tiempo la libertad que necesitan para promover su autonomía, recuperación y bienestar general. Este equilibrio se basa en una combinación de técnicas destinadas a crear un entorno seguro, respetando al mismo tiempo los derechos, las necesidades y la dignidad de los pacientes.

La primera técnica para mantener este equilibrio es realizar una evaluación individualizada de los riesgos. Cada paciente tiene necesidades y vulnerabilidades únicas, y es esencial comprenderlas para adaptar el nivel de seguridad requerido. Una evaluación de riesgos rigurosa identifica comportamientos potencialmente peligrosos, antecedentes de violencia o autolesiones y factores desencadenantes específicos de cada paciente. Por ejemplo, un paciente con antecedentes de intentos de suicidio requerirá una vigilancia más estrecha y medidas de seguridad reforzadas, como restringir el acceso a objetos potencialmente peligrosos. Por otro lado, un paciente en remisión con bajo riesgo puede beneficiarse de una mayor libertad en sus actividades cotidianas.

Otra técnica clave es establecer normas claras y coherentes que equilibren seguridad y libertad. Estas normas deben comunicarse de forma transparente a los pacientes, explicando las razones que hay detrás de cada norma para que comprendan su importancia. Por ejemplo, una norma sobre las horas de regreso a la unidad puede estar justificada por la necesidad de garantizar la seguridad de todos los pacientes por la noche. Al explicar estas normas y aplicarlas de forma coherente, los cuidadores crean un marco estructurado que permite a los pacientes sentirse seguros al tiempo que saben qué libertades se les permiten. Esta transparencia genera confianza entre pacientes y cuidadores, y ayuda a los pacientes a entender que las restricciones se establecen para su protección y no como castigo.

La comunicación abierta y empática también es esencial para mantener este equilibrio. Los pacientes deben sentirse escuchados y comprendidos cuando expresan sus necesidades o preocupaciones sobre las restricciones impuestas. Los cuidadores deben estar disponibles para discutir las restricciones de forma constructiva, teniendo en cuenta los sentimientos de los pacientes y haciéndoles partícipes del proceso de toma de decisiones. Por ejemplo, si un paciente expresa su deseo de participar en una actividad fuera de la unidad, los cuidadores pueden evaluar conjuntamente los riesgos y explorar opciones para permitir esta libertad garantizando al mismo tiempo la seguridad necesaria. Este enfoque colaborativo anima a los pacientes a participar activamente en su propia recuperación y a desarrollar un sentido de la responsabilidad.

Graduar las libertades en función de los progresos del paciente es otra técnica importante. Los cuidadores pueden conceder progresivamente más libertades a medida que el paciente da muestras de mejoría y estabilidad. Por ejemplo, a un paciente que ha demostrado que es capaz de gestionar su medicación de forma independiente se le pueden conceder periodos de permiso más largos o la oportunidad de participar en actividades fuera de la unidad. Esta gradación permite a los pacientes recuperar la confianza en sí mismos y en sus capacidades, al tiempo que reduce los riesgos asociados a la concesión de demasiada libertad con demasiada rapidez. Este proceso gradual también ayuda a identificar cualquier problema potencial antes de que se agrave, lo que permite a los cuidadores ajustar el nivel de apoyo o seguridad si es necesario.

Las intervenciones preventivas también desempeñan un papel crucial en la gestión del equilibrio entre seguridad y libertad. Esto incluye establecer programas de prevención de recaídas, educar a los pacientes sobre el control de sus síntomas y utilizar técnicas de desescalada en caso de crisis. Por ejemplo, enseñar a los pacientes a reconocer las señales de alarma de un ataque de ansiedad o un episodio maníaco puede permitirles buscar ayuda a tiempo, evitando así situaciones peligrosas. Los cuidadores también pueden utilizar técnicas de desescalada para aliviar tensiones sin recurrir a medidas restrictivas, como la contención física, que limitarían la libertad del paciente. Estas intervenciones preventivas son esenciales para minimizar los riesgos y preservar al mismo tiempo la máxima libertad del paciente.

Por último, es esencial evaluar continuamente el equilibrio entre seguridad y libertad. Las necesidades de los pacientes pueden cambiar, y es esencial que los cuidadores reevalúen periódicamente la idoneidad de las medidas de seguridad y las libertades concedidas. Esta evaluación continua puede incluir reuniones del equipo multidisciplinar en las que se hable de la evolución del paciente, así como entrevistas periódicas con el paciente para evaluar sus sentimientos y necesidades. Ajustando constantemente los niveles de seguridad y libertad en función de los cambios en el estado del paciente, los cuidadores pueden garantizar un entorno que promueva tanto la protección como la autonomía.

Trabajar en una unidad de crisis o urgencias psiquiátricas

- Urgencias psiquiátricas: diagnóstico rápido e intervención inmediata

Las urgencias psiquiátricas son situaciones críticas en las que un diagnóstico rápido y una intervención inmediata son esenciales para proteger la vida del paciente y la de los demás, al tiempo que se estabiliza su estado mental. Estas urgencias pueden surgir de forma inesperada y requieren una respuesta rápida, eficaz y coordinada por parte de los cuidadores. La complejidad de estas situaciones requiere conocimientos específicos para evaluar correctamente al paciente, identificar los riesgos potenciales y aplicar sin demora las medidas terapéuticas adecuadas.

Uno de los primeros pasos cruciales en la gestión de las urgencias psiquiátricas es el diagnóstico rápido. Cuando un paciente se presenta en crisis, es esencial una evaluación clínica inmediata para determinar la naturaleza y gravedad de la situación. Esta evaluación debe realizarse de forma sistemática, teniendo en cuenta los signos clínicos, la historia clínica y el contexto en el que se ha producido la crisis. Los síntomas a los que hay que prestar atención pueden incluir signos de psicosis aguda, como alucinaciones o delirios, comportamiento agresivo o violento, intentos de suicidio o agitación extrema. Por ejemplo, un paciente en estado de delirio puede representar un peligro inmediato para sí mismo y para los demás, lo que requiere una evaluación rápida para determinar la mejor intervención posible.

Un diagnóstico rápido también implica tener en cuenta los factores subyacentes que pueden haber precipitado la crisis. Entre ellos pueden figurar la interrupción brusca de la medicación, el consumo de sustancias psicoactivas o un acontecimiento traumático reciente. Comprender estos factores es esencial para orientar el tratamiento y evitar un empeoramiento del estado del paciente. Por ejemplo, un paciente que ha interrumpido el tratamiento antipsicótico puede requerir la rápida reintroducción del fármaco bajo estricta supervisión, mientras que un paciente en crisis tras el consumo de drogas puede requerir la intervención de un especialista en adicciones además del tratamiento psiquiátrico.

Una vez realizado el diagnóstico, la intervención inmediata es esencial. El objetivo principal es estabilizar al paciente para evitar una escalada de la crisis. Las intervenciones pueden incluir la desescalada verbal, en la que los cuidadores utilizan técnicas de comunicación calmadas y tranquilizadoras para reducir la agitación del paciente. En los casos en que la desescalada verbal es insuficiente, pueden ser necesarias intervenciones farmacológicas. La administración de sedantes o antipsicóticos de acción rápida puede ayudar a calmar a un paciente en estado de agitación grave o crisis psicótica aguda. Estas intervenciones deben realizarse de forma rápida pero cuidadosa, teniendo en cuenta los riesgos potenciales de sobremedicación o de efectos secundarios graves.

La seguridad del paciente y de los demás presentes es una prioridad absoluta en una emergencia psiquiátrica. Si el paciente presenta un riesgo inmediato de violencia hacia sí mismo o hacia los demás, pueden considerarse medidas de contención física como último recurso. Sin embargo, estas medidas deben utilizarse con gran precaución y durante el menor tiempo posible, asegurándose de que sean proporcionales a la gravedad de la situación. Al mismo tiempo, es crucial seguir comunicándose con el paciente para tranquilizarle e informarle de las medidas que se están tomando, lo que puede ayudar a reducir el miedo y la resistencia.

Además de la intervención inmediata, es esencial poner en marcha un plan de seguimiento posterior a la crisis para prevenir nuevas emergencias. Esto puede incluir una reevaluación psiquiátrica completa, el ajuste de la medicación y el desarrollo de un plan de cuidados individualizado. El seguimiento también debe incluir apoyo psicológico para ayudar al paciente a comprender la crisis y desarrollar estrategias para controlar sus síntomas en el futuro. Por ejemplo, un paciente que ha sobrevivido a un intento de suicidio puede beneficiarse de una terapia centrada en la prevención de recaídas y el fortalecimiento de los mecanismos de afrontamiento.

La comunicación con la familia y los amigos del paciente también es una parte esencial de la gestión de las urgencias psiquiátricas. Informar a los familiares de las medidas adoptadas y de los planes de seguimiento ayuda a tranquilizarlos y a implicarlos en el proceso de recuperación. Las familias también pueden desempeñar un papel crucial en la vigilancia de los signos de alerta de nuevas crisis y en el apoyo diario al paciente. Por ejemplo, una familia bien informada puede ayudar a garantizar que el paciente cumpla su tratamiento y puede alertar a los cuidadores de cualquier cambio preocupante en el comportamiento del paciente.

Por último, la colaboración entre los distintos profesionales sanitarios es esencial en la gestión de las urgencias psiquiátricas. Psiquiatras, enfermeros, psicólogos y otros profesionales deben trabajar en estrecha coordinación para garantizar que los pacientes reciban un tratamiento rápido y completo. Los servicios de urgencias también deben estar preparados para recibir a pacientes en crisis en cualquier momento, con protocolos claros de evaluación e intervención. Esta colaboración interdisciplinar permite cubrir todos los aspectos de la crisis, desde la estabilización inmediata hasta la puesta en marcha de un plan de seguimiento adecuado.

- Gestión del estrés en situaciones de emergencia

Gestionar el estrés en situaciones de emergencia es una habilidad crucial para los cuidadores, especialmente en entornos psiquiátricos donde las crisis pueden surgir de forma impredecible y con una intensidad que puede resultar desestabilizadora. El estrés, aunque natural en estos contextos, debe gestionarse para garantizar una respuesta eficaz, segura y calmada. La capacidad de gestionar el estrés no sólo protege al cuidador del agotamiento, sino que también es esencial para garantizar una atención óptima al paciente en crisis.

Uno de los primeros pasos para gestionar el estrés en una emergencia es la preparación mental. Los cuidadores deben estar formados y preparados para intervenir en situaciones de crisis, lo que implica un conocimiento profundo de los protocolos de emergencia y de las técnicas de desescalada. Esta preparación ayuda a reducir la ansiedad ligada a la incertidumbre y la presión del momento. Por ejemplo, al haber ensayado escenarios de emergencia durante la formación, los cuidadores pueden reaccionar de forma más automática y menos emocional cuando se produce una situación real. Esta preparación también aumenta la confianza en sí mismos, al saber que tienen las habilidades necesarias para hacer frente a una crisis.

El control de la respiración es otra técnica fundamental para controlar el estrés en situaciones de emergencia. Cuando aumentan los niveles de estrés, la respiración tiende a ser rápida y superficial, lo que puede agravar la ansiedad y reducir la capacidad de pensar con claridad. Al adoptar una respiración profunda y controlada, los cuidadores pueden calmar su sistema nervioso, lo que les ayuda a mantener la concentración y la compostura. Por ejemplo, respirar lenta y profundamente unas cuantas veces antes de intervenir puede ayudar a volver a centrar la atención y gestionar mejor la situación sin entrar en pánico.

La gestión del estrés también implica centrarse en lo esencial. En una situación de emergencia, es fácil sentirse abrumado por la intensidad del suceso y las muchas tareas que hay que realizar simultáneamente. Para gestionar esta presión, es crucial centrarse en las prioridades inmediatas: garantizar la seguridad del paciente y de los demás, estabilizar la situación y seguir los protocolos establecidos. Al mantener la mente centrada en estos objetivos precisos, los cuidadores pueden evitar distraerse con detalles secundarios o con la emoción del momento. Esta concentración también les permite tomar decisiones con mayor rapidez y eficacia, lo cual es esencial en una situación en la que cada segundo cuenta.

El apoyo mutuo entre compañeros es otra dimensión clave en la gestión del estrés en una emergencia. El trabajo en equipo es crucial en esos momentos, ya que permite compartir la carga emocional y refuerza la cohesión del grupo. Los cuidadores deben poder confiar unos en otros para turnarse, apoyarse moral y físicamente y compartir responsabilidades. Por ejemplo, en una situación en la que un paciente se vuelve agresivo, un compañero puede intervenir para apoyar o sustituir a un cuidador en dificultades, lo que permite gestionar la situación de forma más calmada y controlada. Este apoyo mutuo crea un entorno de trabajo en el que todos se sienten respaldados, lo que reduce los sentimientos individuales de estrés.

La sesión informativa posterior a la crisis es también una herramienta esencial para gestionar el estrés. Después de una situación de emergencia, es importante tomarse el tiempo necesario para repasar los acontecimientos, discutir lo que salió bien y lo que podría mejorarse, y permitir que todos expresen sus sentimientos. Este proceso de debriefing no sólo permite aprender de la experiencia, sino también descargar las emociones acumuladas durante la crisis. Hablar de lo vivido ayuda a reducir el estrés residual y a evitar que se acumule con el tiempo, lo que podría conducir al agotamiento.

El autocuidado es un aspecto a menudo descuidado pero crucial de la gestión del estrés en situaciones de emergencia. Los cuidadores deben ocuparse de su propio bienestar para ser eficaces en su trabajo. Esto incluye prácticas regulares de relajación, como la meditación o el yoga, una dieta equilibrada, suficientes horas de sueño y ejercicio físico. Al cuidar de su propia salud mental y física, los cuidadores están mejor preparados para afrontar el estrés cuando surge una emergencia. Por ejemplo, un cuidador que practique la meditación con regularidad puede ser más resistente al estrés y más capaz de mantener la calma y la concentración en situaciones de crisis.

Por último, es importante reconocer los signos de estrés excesivo o fatiga por compasión. Los cuidadores que se enfrentan regularmente a situaciones de emergencia pueden correr el riesgo de desarrollar síntomas de estrés crónico o agotamiento. Es crucial que las instituciones sanitarias pongan en marcha sistemas de apoyo, como programas de asesoramiento, para ayudar a los cuidadores a gestionar los efectos a largo plazo del estrés. Reconocer estas señales y buscar ayuda a tiempo es una demostración de fortaleza, no de debilidad, ya que ayuda a mantener la capacidad de prestar una atención de calidad al paciente.

- Colaboración con los servicios médicos de urgencia y las fuerzas del orden

La colaboración entre los servicios psiquiátricos, los servicios médicos de urgencia y las fuerzas del orden es crucial para garantizar que los pacientes en situaciones de crisis sean atendidos con seguridad y eficacia. Estas situaciones de emergencia exigen una estrecha coordinación entre los distintos agentes, cada uno de los cuales aporta conocimientos complementarios para satisfacer las necesidades inmediatas del paciente, garantizando al mismo tiempo la seguridad de todos los implicados. El éxito de la colaboración depende de la comunicación, la comprensión mutua de funciones y responsabilidades y la aplicación de protocolos claros.

Cuando un paciente en crisis llega a urgencias o cuando se llama a la policía, es esencial que todos los implicados tengan una idea clara de la situación. El primer paso en esta colaboración suele ser el intercambio de información. Los equipos psiquiátricos deben compartir con los servicios de urgencias o las fuerzas del orden información relevante sobre el estado del paciente, sus antecedentes médicos y psiquiátricos y cualquier riesgo de comportamiento violento o suicida. Por ejemplo, si un paciente tiene antecedentes de violencia bajo los efectos de las drogas o se encuentra en fase psicótica, esta información es esencial para que la policía pueda adaptar su intervención de forma segura y adecuada.

La comunicación es el hilo conductor de esta colaboración. Cuando un paciente está en crisis, es vital que los servicios médicos de urgencia, los equipos psiquiátricos y la policía puedan intercambiar información con rapidez y eficacia. Esto significa utilizar canales de comunicación claros y directos, así como establecer puntos de contacto designados dentro de cada departamento para facilitar los intercambios. Por ejemplo, podría designarse a un coordinador de crisis que actuara de enlace entre los equipos psiquiátricos y las fuerzas del orden, garantizando que todas las partes estén informadas de la evolución de la situación en tiempo real. Esta comunicación fluida permite coordinar las acciones de forma que se minimicen los riesgos para el paciente y los implicados.

La comprensión mutua de las funciones y responsabilidades también es esencial para una colaboración eficaz. Los servicios médicos de urgencia y las fuerzas del orden tienen mandatos diferentes a los de los equipos psiquiátricos, pero su trabajo suele ser complementario. Los equipos psiquiátricos son los principales responsables de la evaluación clínica, el diagnóstico y la aplicación del plan de tratamiento, mientras que las fuerzas del orden se centran en la seguridad y la gestión del orden público. Sin embargo, es importante que la policía comprenda los aspectos clínicos de la atención psiquiátrica, como la necesidad de evitar la estigmatización o el uso excesivo de la fuerza, que podría empeorar el estado del paciente. Del mismo modo, los cuidadores deben ser conscientes de las limitaciones y procedimientos de seguridad que deben seguir las fuerzas del orden.

Los protocolos de intervención conjunta son otro elemento clave de esta colaboración. Estos protocolos deben elaborarse con antelación y revisarse periódicamente para tener en cuenta las mejores prácticas y las lecciones aprendidas de experiencias anteriores. Un protocolo bien diseñado especifica las funciones de cada departamento, los pasos a seguir en caso de crisis y los procedimientos de comunicación. Por ejemplo, en caso de crisis con un paciente violento, el protocolo puede estipular que la policía asegure las instalaciones antes de que el equipo psiquiátrico intervenga para evaluar y estabilizar al paciente. La existencia de estos protocolos ayuda a reducir la ambigüedad y a garantizar que todos los implicados sepan exactamente qué hacer, incluso en situaciones caóticas.

La formación conjunta también es esencial para reforzar la colaboración entre los servicios psiquiátricos, la medicina de urgencias y las fuerzas del orden. Pueden organizarse sesiones de formación conjunta para que los distintos agentes comprendan mejor los retos específicos a los que se enfrenta cada uno. Por ejemplo, la policía puede recibir formación sobre técnicas de desescalada psicológica, cómo manejar a personas en estado de crisis psicótica o los signos de un trastorno mental grave. Del mismo modo, los equipos psiquiátricos pueden recibir formación sobre protocolos de seguridad, cómo gestionar situaciones potencialmente violentas y cómo trabajar eficazmente con las fuerzas del orden. Esta formación ayuda a crear un lenguaje común y a generar confianza entre los distintos equipos.

Por último, el debriefing tras las intervenciones es un aspecto crucial para mejorar continuamente la colaboración. Después de una crisis, es importante que todos los implicados, incluidos los equipos psiquiátricos, los servicios médicos de urgencia y la policía, se reúnan para analizar lo que ha ido bien y lo que podría mejorarse. Esta información sirve para ajustar los protocolos, mejorar la comunicación y reforzar las relaciones entre los servicios. Por ejemplo, si una intervención ha revelado lagunas en la comunicación o en la comprensión de las funciones, el debriefing es una oportunidad para identificar estos problemas y encontrar soluciones para corregirlos en el futuro.

Capítulo 7
Rehabilitación psicosocial: un papel clave para los auxiliares de cuidados

El concepto de rehabilitación psicosocial

- Definición e importancia de la rehabilitación psicosocial

La rehabilitación psicosocial es un proceso terapéutico cuyo objetivo es ayudar a las personas con problemas de salud mental a volver a funcionar de forma óptima en su vida cotidiana, ayudándoles a desarrollar o recuperar las habilidades que necesitan para llevar una vida independiente y satisfactoria. A diferencia de los enfoques que se centran únicamente en reducir los síntomas, la rehabilitación psicosocial se centra en la calidad de vida global del paciente, teniendo en cuenta sus necesidades sociales, profesionales, educativas y personales. Es un enfoque holístico que reconoce que la recuperación no se limita al tratamiento de los síntomas, sino que también incluye la integración social, la autonomía y la realización personal.

La definición de rehabilitación psicosocial abarca varios aspectos clave. Incluye intervenciones para mejorar las habilidades de la vida diaria, como la gestión del dinero, la planificación de las comidas, el mantenimiento del hogar y la gestión del tiempo. Estas habilidades son esenciales para que los pacientes vivan de forma independiente y mantengan una rutina diaria estable. Por ejemplo, un paciente que aprende a gestionar un presupuesto puede controlar mejor sus finanzas, evitando el estrés financiero que podría desencadenar una recaída.

La rehabilitación psicosocial también incluye intervenciones dirigidas a reforzar las habilidades sociales y relacionales. Los pacientes con problemas de salud mental pueden tener dificultades para interactuar con los demás, entablar relaciones o mantener vínculos sociales. Los programas de rehabilitación ofrecen oportunidades para desarrollar estas habilidades, mediante actividades de grupo, talleres de comunicación o sesiones de terapia social. Estas intervenciones ayudan a los pacientes a reforzar la confianza en sí mismos y a mejorar su capacidad para establecer relaciones positivas, lo que es esencial para su bienestar emocional y su integración social.

Otro aspecto crucial de la rehabilitación psicosocial es el apoyo a la reinserción profesional o educativa. El trabajo y la educación desempeñan un papel fundamental en la vida de las personas, ya que les proporcionan sentido, estructura e identidad social. Para los pacientes en rehabilitación, el acceso a la formación, a programas de reinserción profesional o a talleres ocupacionales puede ser un paso decisivo en su recuperación. Por ejemplo, un programa de reinserción profesional puede ayudar a los pacientes a adquirir las habilidades necesarias para volver a trabajar, aumentando así su independencia económica y su autoestima.

La importancia de la rehabilitación psicosocial radica en su enfoque integral y centrado en el paciente. No se limita a tratar la enfermedad, sino que pretende devolver a las personas un papel activo en su propia vida y en la sociedad. Al ofrecer herramientas prácticas y fomentar el desarrollo de las habilidades necesarias para afrontar los retos cotidianos, la rehabilitación psicosocial permite a los pacientes recuperar el control de sus vidas, recobrar el sentido de pertenencia y contribuir activamente a su comunidad.

La rehabilitación psicosocial también desempeña un papel crucial en la prevención de las recaídas. Al ayudar a los pacientes a desarrollar estrategias de afrontamiento, identificar los signos de alarma de una crisis y establecer una red de apoyo social, reduce el riesgo de descompensación y hospitalización. Por ejemplo, un paciente que ha aprendido a reconocer los primeros signos de una crisis de ansiedad puede intervenir rápidamente, utilizando técnicas de relajación o buscando ayuda antes de que la situación se agrave.

Otro aspecto esencial es la implicación de los pacientes en su propia rehabilitación. La rehabilitación psicosocial se basa en el principio de la participación activa de los pacientes, a los que se anima a definir sus propios objetivos y a tomar decisiones sobre su tratamiento y su futuro. Este enfoque participativo refuerza el sentido de responsabilidad y autodeterminación del paciente, elementos clave para una recuperación duradera. Por ejemplo, un paciente que participa en la elaboración de su plan de rehabilitación tiene más probabilidades de comprometerse plenamente con el proceso y perseverar en sus esfuerzos, incluso ante las dificultades.

Por último, la rehabilitación psicosocial tiene un impacto positivo no sólo en los pacientes, sino también en quienes les rodean y en la sociedad en general. Al ayudar a los pacientes a ser más independientes, reduce la carga que soportan las familias y los sistemas asistenciales, al tiempo que promueve una mayor inclusión social de las personas con trastornos mentales. Esto ayuda a reducir el estigma asociado a la enfermedad mental y promueve una visión más positiva y humana de la recuperación.

- El papel del auxiliar de enfermería en el proceso de rehabilitación

El papel del cuidador en el proceso de rehabilitación en psiquiatría es fundamental y polifacético. Como profesional sanitario de proximidad, el cuidador ocupa una posición privilegiada con el paciente, lo que le permite desempeñar un papel clave en su recuperación. Su participación en la rehabilitación psicosocial es esencial para ayudar a los pacientes a recuperar su autonomía, reforzar sus habilidades sociales y reintegrarse gradualmente en la vida cotidiana.

Una de las principales responsabilidades de un cuidador de rehabilitación es ayudar a los pacientes en sus actividades de la vida diaria. Esto incluye ayudar en tareas esenciales como la higiene personal, vestirse, gestionar la comida y organizar el día. Estas actividades, que pueden parecer sencillas, son a menudo grandes retos para los pacientes con trastornos mentales. El cuidador, con su presencia constante y su actitud afectuosa, guía a los pacientes paso a paso, ayudándoles a reaprender o mantener estas habilidades esenciales. Por ejemplo, puede enseñar a los pacientes a planificar sus comidas o animarles a establecer una rutina diaria, que es crucial para estructurar sus días y estabilizar su estado mental.

Los cuidadores también desempeñan un papel fundamental en el desarrollo de las habilidades sociales de los pacientes. Muchas personas con problemas de salud mental tienen dificultades para interactuar con los demás, expresar adecuadamente sus emociones o entablar relaciones positivas. Al interactuar regularmente con los pacientes, los cuidadores les brindan la oportunidad de practicar y reforzar sus habilidades comunicativas y sociales. Por ejemplo, pueden animar a un paciente a participar en actividades de grupo, a expresar sus opiniones o a gestionar los conflictos de forma constructiva. Estas interacciones cotidianas, aunque a veces modestas, contribuyen significativamente a la rehabilitación psicosocial al ayudar a los pacientes a sentirse más a gusto en sus relaciones con los demás.

Otro aspecto importante del papel de los cuidadores en la rehabilitación es el apoyo emocional que prestan a los pacientes. Los trastornos mentales suelen ir acompañados de sentimientos de ansiedad, depresión, miedo o aislamiento. Al escuchar a los pacientes, ofrecerles un espacio seguro para expresar sus emociones y tranquilizarlos, los cuidadores desempeñan un papel crucial en el mantenimiento de su bienestar emocional. Esta relación de confianza es esencial para que los pacientes se sientan apoyados y animados a participar activamente en su rehabilitación. Por ejemplo, un paciente que se siente escuchado y comprendido tiene más probabilidades de participar en las actividades de rehabilitación, seguir las recomendaciones del tratamiento y afrontar los retos de la recuperación con mayor resiliencia.

Los asistentes sanitarios también son buenos observadores de la evolución de los pacientes. A menudo son los primeros en notar cambios en el comportamiento, el estado de ánimo o las capacidades funcionales de los pacientes, que pueden indicar progresos o, por el contrario, signos de recaída. Gracias a esta observación continua, el cuidador puede informar de estos cambios al equipo asistencial, lo que permite ajustar rápidamente el plan de rehabilitación para satisfacer las necesidades cambiantes del paciente. Por ejemplo, si un cuidador observa que un paciente que parecía estar mejorando de repente se vuelve apático o ansioso, puede informar al personal de enfermería o a los médicos, que pueden intervenir para ajustar el tratamiento u ofrecer apoyo adicional.

Los auxiliares sanitarios también desempeñan un papel activo en la educación terapéutica de los pacientes. Pueden explicar a los pacientes la importancia de determinadas prácticas, como tomar la medicación con regularidad, participar en actividades terapéuticas o aplicar estrategias de gestión del estrés. Al explicar los beneficios de estas acciones de forma accesible y apoyar a los pacientes en su aplicación, el asistente sanitario ayuda a reforzar la adherencia de los pacientes a su plan de rehabilitación. Por ejemplo, al comentar con un paciente los beneficios de la actividad física regular para controlar la ansiedad, el asistente puede motivar al paciente para que la incorpore a su rutina, lo que repercutirá positivamente en su bienestar general.

Por último, los cuidadores desempeñan un papel esencial en la preparación de los pacientes para su reintegración en la sociedad. En colaboración con el resto del equipo asistencial, ayudan a los pacientes a planificar su vuelta a casa, organizan el seguimiento tras el alta hospitalaria e identifican los recursos comunitarios que pueden apoyarles. Esta transición suele ser un momento delicado para los pacientes, que pueden sentirse vulnerables ante la idea de abandonar la seguridad del hospital. Al proporcionar un apoyo personalizado y ser un punto de referencia estable, los cuidadores ayudan a reducir la ansiedad asociada a esta transición y aumentan la confianza de los pacientes en su capacidad para gestionar su vida de forma independiente.

- Etapas de la rehabilitación: de la hospitalización a la integración social

La rehabilitación en psiquiatría es un proceso estructurado y progresivo cuyo objetivo es apoyar a los pacientes desde el momento de su hospitalización, a menudo marcada por una fase de crisis aguda, hasta su integración social, en la que pueden llevar una vida independiente y satisfactoria. Este proceso consta de varias etapas clave, cada una de ellas adaptada a las necesidades cambiantes de los pacientes y diseñada para mejorar su autonomía, su bienestar psicológico y su integración en la comunidad.

La primera fase de la rehabilitación suele comenzar con la hospitalización, que a menudo se produce en respuesta a una crisis grave que requiere cuidados inmediatos e intensivos. Esta fase inicial se centra principalmente en la estabilización de los síntomas agudos. El objetivo es reducir las manifestaciones más graves de la enfermedad, ya sea psicosis, depresión grave, comportamiento suicida u otras formas de angustia mental. Las intervenciones durante este periodo incluyen medicación adecuada, supervisión médica estrecha y, en ocasiones, terapias de apoyo para ayudar al paciente a superar la crisis. La hospitalización proporciona un entorno seguro en el que los pacientes están protegidos de los riesgos inmediatos y pueden empezar a recuperar el equilibrio.

Una vez estabilizada la fase de crisis, la rehabilitación entra en una fase más activa, a menudo denominada fase de rehabilitación. Durante este periodo, se hace hincapié en el desarrollo de las habilidades necesarias para la vida diaria. Los pacientes empiezan a participar en actividades estructuradas, como talleres terapéuticos, sesiones de reeducación cognitiva o grupos de apoyo. El objetivo es reaprender o reforzar habilidades que pueden haberse visto mermadas por la enfermedad, como la gestión del estrés, la gestión del tiempo o la comunicación interpersonal. Por ejemplo, un paciente puede participar en un taller de gestión presupuestaria para aprender a gestionar sus finanzas de forma independiente, una habilidad esencial para llevar una vida independiente.

Esta fase de rehabilitación **es** también una oportunidad para que los cuidadores evalúen las **capacidades** funcionales del paciente e identifiquen las áreas que requieren apoyo adicional. Es un momento en el que se fomenta la participación del paciente en su propia recuperación. Se anima a los pacientes a fijar objetivos personales, tomar decisiones sobre su plan de rehabilitación y participar activamente en su tratamiento. Esta participación activa refuerza su sensación de control sobre sus vidas y les da las herramientas para afrontar futuros retos de una forma más resiliente.

La siguiente fase de la rehabilitación es la preparación para el alta y la reintegración en la comunidad. Esta etapa es crucial, ya que marca la transición de un entorno muy estructurado, como el hospital, a un entorno más autónomo, a menudo acompañado de un seguimiento ambulatorio. Los cuidadores trabajan con los pacientes para planificar esta transición, elaborando planes de alta que incluyen disposiciones **sobre** alojamiento, empleo o formación y apoyo social. Por ejemplo, un paciente puede ser derivado a una vivienda tutelada, donde puede vivir de forma independiente pero con apoyo regular. Otros pacientes pueden ser derivados a servicios de empleo con apoyo, que les ayudan a encontrar un trabajo adecuado a sus capacidades y estado de salud.

Esta fase de preparación también incluye el establecimiento de vínculos con recursos comunitarios, como centros de día, asociaciones de apoyo o servicios locales de salud mental. Estos vínculos son esenciales para proporcionar una red de apoyo continuo a los pacientes una vez que abandonan el hospital. Por ejemplo, un paciente que se une a un grupo de apoyo comunitario tras el alta puede seguir beneficiándose de orientación y apoyo emocional, lo que es crucial para prevenir recaídas y promover una reintegración satisfactoria.

Por último, la fase de integración social representa la culminación del proceso de rehabilitación. En esta fase, el paciente está de vuelta en la comunidad y empieza a aplicar a su vida diaria las habilidades adquiridas durante la rehabilitación. Esta fase está marcada por el establecimiento de una rutina de vida independiente, que puede incluir la vuelta al trabajo, la participación en actividades sociales o la gestión de su propio hogar. Los cuidadores siguen desempeñando un papel importante en la supervisión periódica para garantizar que el paciente permanezca estable y bien apoyado en su entorno. Esto puede incluir visitas a domicilio, consultas periódicas o contacto telefónico para hablar de la evolución del paciente e intervenir rápidamente si es necesario.

La integración social no es una etapa final, sino un proceso continuo en el que el paciente, con el apoyo de su red, sigue creciendo y adaptándose. El éxito de esta fase depende en gran medida de la preparación realizada en las etapas anteriores y de la capacidad del paciente para utilizar las habilidades y recursos que ha adquirido. El objetivo final es que el paciente alcance un nivel de estabilidad que le permita llevar una vida gratificante, con un mínimo de apoyo, y en la que se sienta plenamente integrado en la sociedad.

Técnicas de rehabilitación: talleres y actividades

- Organización de talleres terapéuticos: arteterapia, musicoterapia, terapia ocupacional, etc.

La organización de talleres terapéuticos en psiquiatría, como arteterapia, musicoterapia y terapia ocupacional, es un paso esencial para promover el bienestar psicológico, emocional y social de los pacientes. Estos talleres proporcionan espacios de expresión, creatividad y rehabilitación, donde los pacientes pueden explorar sus emociones, reforzar sus habilidades y desarrollar nuevas estrategias para hacer frente a sus dificultades. Cada tipo de taller tiene sus propias características y beneficios específicos, y su organización debe diseñarse para satisfacer las diversas necesidades de los participantes, creando al mismo tiempo un entorno seguro y de apoyo.

La arteterapia es un taller terapéutico en el que los pacientes utilizan la expresión artística como medio de comunicación y rehabilitación. El objetivo de la arteterapia no es producir una obra de arte, sino utilizar el proceso creativo para explorar y expresar emociones que a menudo son difíciles de verbalizar. Las técnicas utilizadas pueden ser la pintura, el dibujo, el collage o la escultura. Al organizar un taller de arteterapia, es importante crear un entorno en el que los pacientes se sientan libres para explorar sin ser juzgados. Los materiales deben ser accesibles y variados, para que los pacientes puedan elegir los medios que más les convengan. El facilitador, a menudo un arteterapeuta formado, guía a los pacientes a través del proceso creativo, animándoles a expresar sus sentimientos a través del arte. Por ejemplo, se puede invitar a un paciente a dibujar un paisaje que refleje su estado emocional y luego hablar de lo que ese paisaje significa para él. Esta exploración visual puede revelar sentimientos subyacentes y ayudar al paciente a procesarlos de forma constructiva.

La musicoterapia utiliza la música como herramienta terapéutica para mejorar el estado de ánimo, reducir la ansiedad y fomentar la autoexpresión. Los talleres de musicoterapia pueden consistir en escuchar música, crear música, cantar o utilizar instrumentos musicales. Organizar un taller de musicoterapia requiere una preparación que tenga en cuenta las preferencias musicales de los participantes, así como sus necesidades terapéuticas. Por ejemplo, para los pacientes ansiosos puede ser beneficioso el uso de música suave y relajante, mientras que para los pacientes deprimidos pueden ser preferibles sesiones más dinámicas con ritmos estimulantes. El musicoterapeuta dirige la sesión creando una atmósfera de escucha activa y exploración musical, animando a los participantes a expresar sus emociones a través de la música. Un paciente puede, por ejemplo, utilizar la percusión para expresar su ira o cantar para expresar su tristeza. De este modo, la música se convierte en un medio para canalizar las emociones y crear vínculos con los demás participantes.

La terapia ocupacional se centra en la adquisición o rehabilitación de habilidades de la vida diaria, utilizando actividades prácticas para mejorar la independencia de los pacientes. Los talleres de terapia ocupacional se diseñan para responder a las necesidades específicas de los participantes, ya se trate de reaprender gestos cotidianos, reforzar habilidades motoras o trabajar aspectos cognitivos como la memoria o la planificación. A la hora de organizar un taller de terapia ocupacional, es esencial definir claramente los objetivos terapéuticos en función de las capacidades y necesidades del paciente. Las actividades propuestas pueden incluir tareas como la preparación de comidas, jardinería, gestión de presupuestos o incluso proyectos de bricolaje. Por ejemplo, un taller en el que se invite a los pacientes a cocinar una comida sencilla no sólo puede mejorar sus habilidades culinarias, sino también aumentar su confianza en sí mismos y su capacidad para trabajar en equipo. El terapeuta ocupacional guía a los pacientes en estas actividades, animándoles a superar las dificultades y a encontrar soluciones creativas a los problemas que se les plantean.

La organización de estos talleres terapéuticos también debe tener en cuenta el entorno y la atmósfera en que se desarrollan. Es importante crear un espacio seguro, acogedor y estimulante. Los talleres deben programarse en los momentos en que los pacientes estén más receptivos, evitando los periodos de fatiga o sobrecarga emocional. Además, es crucial adaptar las actividades a la dinámica del grupo, teniendo en cuenta las capacidades y limitaciones de cada participante. La inclusión y el respeto a las diferencias son principios fundamentales en la organización de estos talleres, asegurando que cada paciente se sienta valorado y apoyado en su proceso terapéutico.

La evaluación de los talleres terapéuticos es otro componente clave de su organización. Es importante recoger regularmente las opiniones de los pacientes sobre su experiencia, sus sentimientos y los beneficios que obtienen de las actividades. Esta información permite adaptar los talleres a las necesidades cambiantes de los participantes y optimizar su impacto terapéutico. Por ejemplo, si un paciente considera que una determinada actividad es demasiado difícil o estresante, el animador puede adaptar el taller en consecuencia, cambiando el nivel de dificultad o introduciendo alternativas más adecuadas.

Por último, la colaboración entre los distintos profesionales implicados en la atención es esencial para maximizar la eficacia de los talleres terapéuticos. Los arteterapeutas, musicoterapeutas y terapeutas ocupacionales deben colaborar estrechamente con el resto del equipo asistencial para integrar estos talleres en el plan general de rehabilitación del paciente. La información compartida entre profesionales garantiza la continuidad de los cuidados y refuerza los vínculos entre los distintos aspectos del tratamiento. Por ejemplo, un cuidador puede observar que la participación en un taller de arteterapia ha mejorado el estado de ánimo del paciente e informar al equipo, que puede entonces ajustar otros aspectos del tratamiento en consecuencia.

- La importancia de las actividades físicas adaptadas

Las actividades físicas adaptadas desempeñan un papel esencial en el tratamiento y la rehabilitación de las personas con trastornos mentales. Su importancia radica no sólo en los beneficios físicos que aportan, sino también en su capacidad para mejorar la salud mental, aumentar la autoestima y promover la integración social. En los entornos psiquiátricos, las actividades físicas adaptadas se diseñan específicamente para satisfacer las necesidades y capacidades de los pacientes, proporcionando un medio eficaz y accesible de apoyar su recuperación general.

Uno de los principales beneficios de las actividades físicas adaptadas es la mejora de la salud física de los pacientes. Las personas con problemas de salud mental suelen ser más vulnerables a los problemas de salud física, en parte debido a los efectos secundarios de los tratamientos farmacológicos, como el aumento de peso, los trastornos metabólicos o las enfermedades cardiovasculares. La actividad física regular ayuda a reducir estos riesgos, ya que mejora la forma física general, favorece la pérdida de peso, regula la tensión arterial y refuerza el sistema inmunitario. Por ejemplo, actividades como caminar, nadar o hacer yoga pueden adaptarse a las capacidades individuales de los pacientes, ayudándoles a mantener una buena salud física sin sobrecargar demasiado su organismo.

Además de los beneficios físicos, las actividades físicas adaptadas tienen un impacto directo en la salud mental de los pacientes. El ejercicio físico está reconocido por sus efectos positivos sobre el estado de ánimo, especialmente a través de la liberación de endorfinas, las hormonas del bienestar que ayudan a reducir los síntomas de ansiedad, depresión y estrés. Además, la actividad física regular ayuda a mejorar la calidad del sueño, un factor que a menudo se ve alterado en las personas con trastornos mentales. Por ejemplo, una sesión regular de relajación activa, como tai chi o pilates, puede ayudar al paciente a relajarse, controlar mejor su ansiedad y recuperar un patrón de sueño más reparador.

Las actividades físicas adaptadas también desempeñan un papel crucial a la hora de reforzar la autoestima y la confianza de los pacientes en sí mismos. Muchas personas con problemas de salud mental tienen una imagen negativa de sí mismas y a veces se sienten disminuidas o incapaces de realizar tareas sencillas. Al participar en actividades físicas adaptadas, los pacientes pueden redescubrir sus capacidades, fijarse metas personales y tener una sensación de logro. Por ejemplo, un paciente que consigue caminar un poco más cada día, o aprende una nueva postura de yoga, desarrolla un sentimiento de orgullo y confianza en sus capacidades, lo que es esencial para su recuperación general.

Otro aspecto fundamental de las actividades físicas adaptadas es su capacidad para promover la integración social de los pacientes. Estas actividades suelen realizarse en grupo, lo que permite a los pacientes establecer vínculos con otros participantes, desarrollar habilidades sociales y romper el aislamiento. Las interacciones sociales positivas que se desarrollan durante estas sesiones ayudan a reforzar el sentimiento de pertenencia a un grupo y mejoran el estado de ánimo general de los participantes. Por ejemplo, un paciente que participa en una actividad física de grupo, como una caminata en grupo o una clase de baile adaptado, puede tener una sensación de apoyo colectivo, interactuar con otros y sentirse menos solo a la hora de afrontar su enfermedad.

La adaptación de las actividades físicas también es clave para su éxito. Los profesionales sanitarios deben tener en cuenta las capacidades, limitaciones y necesidades específicas de cada paciente para proponer actividades que sean seguras y beneficiosas. Esto puede incluir ajustes en la intensidad del ejercicio, la elección de actividades o la duración de las sesiones. Por ejemplo, para un paciente que sufre trastornos de ansiedad graves, los ejercicios suaves y no competitivos, como los estiramientos o el qi gong, pueden ser más apropiados que una actividad intensa, que podría exacerbar los síntomas de estrés. Este enfoque personalizado maximiza los beneficios de la actividad física al tiempo que minimiza el riesgo de lesiones o desánimo.

Por último, las actividades físicas adaptadas son una valiosa herramienta para la rehabilitación a largo plazo. Pueden integrarse en las rutinas diarias de los pacientes incluso después de haber recibido el alta hospitalaria, ofreciéndoles una forma de seguir cuidando de su salud física y mental de forma independiente. Los cuidadores pueden animar a los pacientes a adoptar la actividad física regular como forma de vida, ofreciéndoles planes de ejercicio personalizados que puedan seguir en casa o en su comunidad. Por ejemplo, a un paciente que ha encontrado placer en caminar durante su estancia en un entorno psiquiátrico se le puede animar a unirse a un grupo local de senderismo tras el alta, lo que le ayudará a mantener su bienestar a la vez que se mantiene socialmente activo.

- El impacto de las actividades de grupo en la socialización de los pacientes

Las actividades de grupo tienen un impacto profundamente positivo en la socialización de los pacientes psiquiátricos, desempeñando un papel clave en su recuperación y reintegración social. Estas actividades proporcionan un entorno seguro y estructurado en el que los pacientes pueden relacionarse con sus iguales, desarrollar habilidades sociales y reforzar su sentimiento de pertenencia a un grupo. La socialización suele ser un reto importante para las personas con problemas de salud mental, que pueden sentirse aisladas, estigmatizadas o inseguras. Las actividades de grupo ayudan a superar estas barreras creando oportunidades de interacción positiva y apoyo mutuo.

Uno de los principales beneficios de las actividades de grupo es que rompen el aislamiento social, un problema común entre los pacientes en entornos psiquiátricos. Los trastornos mentales, ya sea la depresión, la ansiedad o la esquizofrenia, suelen asociarse al retraimiento social, en el que los pacientes se aíslan voluntariamente o son marginados por los demás. Las actividades de grupo, ya sean talleres terapéuticos, juegos en grupo o salidas supervisadas, permiten a los pacientes volver a relacionarse socialmente en un entorno en el que se sienten comprendidos y aceptados. Por ejemplo, un taller de arte en grupo en el que los pacientes trabajan juntos en un proyecto creativo puede fomentar el intercambio de ideas, la cooperación y el apoyo mutuo, ayudando a reducir los sentimientos de aislamiento.

Las actividades de grupo también ofrecen un espacio seguro para practicar y reforzar las habilidades sociales. Para muchos pacientes, interactuar con los demás puede ser una fuente de ansiedad o malestar, debido a las dificultades para comunicarse, comprender las señales sociales o establecer relaciones de confianza. Las actividades de grupo, realizadas en un entorno terapéutico y supervisadas por profesionales, permiten a los pacientes practicar estas habilidades en un entorno afectuoso. Los cuidadores desempeñan un papel clave a la hora de facilitar las interacciones, fomentar la participación de todos los miembros del grupo y moderar los intercambios para garantizar un clima de respeto y comprensión mutuos. Por ejemplo, durante un grupo de debate, el cuidador puede ayudar a un paciente tímido a expresarse animándole suavemente, al tiempo que se asegura de que los demás participantes respetan su turno de palabra y sus opiniones.

El efecto de las actividades de grupo sobre el sentimiento de pertenencia también es significativo. Muchos pacientes psiquiátricos se sienten aislados del resto de la sociedad, ya sea por el estigma asociado a su enfermedad o por su propia sensación de no ser comprendidos. Participar en actividades de grupo permite a los pacientes conectar con otros que comparten experiencias similares, reforzando su sensación de que no están solos en sus luchas. Este sentimiento de pertenencia es crucial para el bienestar mental, ya que ayuda a reducir la angustia emocional y a aumentar la resiliencia ante los retos de la recuperación. Por ejemplo, un paciente que asiste regularmente a un grupo de apoyo puede entablar amistad con otros miembros, encontrando en estas relaciones un apoyo emocional del que puede carecer en otros aspectos de su vida.

Las actividades de grupo también ayudan a reducir el estigma y mejorar la autoestima de los pacientes. Al participar activamente en actividades de grupo, los pacientes descubren que tienen habilidades y talentos que son apreciados por los demás. Este reconocimiento, incluso en un entorno restringido, es un poderoso impulsor de la autoestima. Es más, ver a otros pacientes tener éxito en tareas similares puede inspirar confianza y motivar a las personas a superar sus propios retos. Por ejemplo, un paciente que destaca en un taller de música puede recibir el aliento de sus compañeros y cuidadores, lo que aumenta su confianza en sus capacidades y su motivación para realizar otras actividades sociales.

Las actividades de grupo también facilitan el desarrollo de la cooperación y la empatía. Estas cualidades suelen estar debilitadas en personas con trastornos mentales, sobre todo en condiciones en las que puede dominar el pensamiento egocéntrico o los delirios. Las actividades que requieren cooperación, como los juegos de rol o los proyectos en grupo, animan a los pacientes a tener en cuenta las perspectivas de los demás, a trabajar juntos para lograr un objetivo común y a sentir empatía por sus compañeros. Por ejemplo, un juego de rol en el que los pacientes tengan que resolver un problema juntos puede ayudarles a comprender las emociones y los puntos de vista de los demás, fomentando así unas relaciones más armoniosas y gratificantes.

Por último, las actividades de grupo tienen un impacto duradero en la capacidad de los pacientes para reintegrarse en la sociedad tras su estancia en un entorno psiquiátrico. Las habilidades sociales, la confianza en sí mismo y el sentido de pertenencia que se desarrollan en estos grupos son transferibles a otros contextos de la vida cotidiana. Los pacientes que han aprendido a interactuar positivamente con los demás en un entorno terapéutico están mejor preparados para reanudar sus actividades sociales, educativas o profesionales tras el alta. Además, las redes de apoyo establecidas en estos grupos pueden persistir más allá de la hospitalización, proporcionando a los pacientes contactos en los que pueden confiar para seguir avanzando en su recuperación.

Seguimiento posthospitalario y apoyo comunitario

- El papel de los auxiliares de enfermería en los cuidados tras el alta hospitalaria

El papel de los cuidadores en los cuidados posteriores al alta es crucial para garantizar la continuidad de los cuidados y apoyar a los pacientes en su transición a la vida fuera del hospital. Este periodo poshospitalario suele ser delicado, ya que los pacientes tienen que reintegrarse en un entorno menos estructurado, manteniendo al mismo tiempo los progresos realizados durante su estancia en el hospital. Los auxiliares asistenciales desempeñan un papel clave a la hora de proporcionar apoyo continuo, ayudar a los pacientes a adaptarse a su nueva realidad y supervisar su estado de salud para evitar recaídas.

Uno de los aspectos más importantes de los cuidados posteriores al alta es la continuidad asistencial. Los auxiliares asistenciales, que a menudo han establecido una relación de confianza con los pacientes durante su estancia en el hospital, están bien situados para garantizar esta continuidad. Conocen el historial médico del paciente, sus necesidades específicas y las estrategias que le han funcionado durante su estancia en el hospital. Visitando regularmente a los pacientes en su domicilio o acompañándoles a las citas médicas, los auxiliares asistenciales pueden garantizar que se sigue el plan de cuidados elaborado en el hospital, ya sea en lo que se refiere a la toma de medicación, la participación en terapias o el cumplimiento de las instrucciones médicas. Por ejemplo, un asistente puede recordar a un paciente la importancia de tomar su medicación a las horas establecidas o de acudir a las citas de seguimiento con su psiquiatra.

El apoyo emocional prestado por los auxiliares asistenciales también es esencial durante esta fase. El alta hospitalaria puede ser fuente de ansiedad e incertidumbre para los pacientes, que pueden sentirse vulnerables o temer no ser capaces de desenvolverse en su vida cotidiana sin la estructura del hospital. Los auxiliares asistenciales, con su presencia tranquilizadora y su escucha atenta, ayudan a los pacientes a superar estos sentimientos. Proporcionan un espacio seguro en el que los pacientes pueden expresar sus preocupaciones, miedos y dudas, y recibir apoyo para afrontarlos. Por ejemplo, un paciente que exprese su preocupación por su capacidad para reincorporarse al trabajo o gestionar las relaciones familiares puede beneficiarse de los consejos prácticos y la tranquilidad del asistente, que le ayudarán a sentirse mejor preparado para afrontar estos retos.

Otra función importante de los auxiliares de cuidados en la asistencia posthospitalaria es vigilar el estado de salud del paciente. A menudo son los primeros en detectar las señales de alarma de una recaída o un deterioro de la salud. A través de la observación regular y la proximidad al paciente, pueden identificar cambios sutiles en el comportamiento, el estado de ánimo o la rutina diaria que pueden indicar que el paciente necesita más intervención. Por ejemplo, un cuidador puede notar que el paciente está cada vez más retraído, descuidando actividades básicas como la higiene personal o la alimentación, lo que podría ser un signo de depresión recurrente. Informando de estas observaciones al equipo asistencial, el cuidador puede intervenir rápidamente, reduciendo el riesgo de rehospitalización.

Los auxiliares asistenciales también desempeñan un papel fundamental ayudando a los pacientes en cuestiones administrativas y sociales. El alta hospitalaria implica a menudo una reorganización de la vida cotidiana, que incluye la gestión de las finanzas, los trámites administrativos y la búsqueda de servicios de apoyo. Los auxiliares asistenciales pueden ayudar a los pacientes a desenvolverse en estos complejos procesos, ayudándoles a rellenar formularios, a ponerse en contacto con los servicios sociales o a organizar sus horarios. Por ejemplo, un asistente puede ayudar a un paciente a solicitar prestaciones sociales, como el subsidio para adultos discapacitados (AAH) o ayudas a la vivienda, lo que facilita su reinserción en la sociedad. Esta ayuda es especialmente importante para los pacientes con dificultades cognitivas o que carecen de apoyo familiar.

La rehabilitación social es otra dimensión de los cuidados posteriores al alta en la que los cuidadores desempeñan un papel vital. Animan a los pacientes a reanudar sus actividades sociales, participar en grupos de apoyo o implicarse en actividades comunitarias. Volver a la vida social es un paso crucial en la recuperación, pero puede resultar desalentador para muchos pacientes. Los asistentes sanitarios pueden facilitar esta transición acompañando a los pacientes en sus primeras salidas, ayudándoles a establecer nuevas rutinas y animándoles a restablecer los vínculos con familiares y amigos. Por ejemplo, un cuidador puede acompañar a un paciente a una actividad de ocio en la comunidad, como un cine o una excursión al parque, para ayudarle a acostumbrarse de nuevo a la interacción social.

Por último, los auxiliares asistenciales desempeñan un papel importante en la educación de los pacientes y sus familias. Les explican cómo gestionar los aspectos prácticos de la vida diaria, cómo reconocer los signos de recaída y cómo reaccionar en caso de crisis. Esta educación es esencial para empoderar a los pacientes y sus familias, dándoles las herramientas que necesitan para mantener la estabilidad y prevenir complicaciones. Por ejemplo, un cuidador podría organizar una sesión informativa para la familia de un paciente sobre cómo apoyar a su ser querido sin sobreprotegerlo, explicando la importancia de respetar la autonomía del paciente sin dejar de estar alerta.

- Trabajar con redes de apoyo comunitario: asociaciones, estructuras sociales, etc.

Trabajar con las redes de apoyo de la comunidad, como asociaciones y estructuras sociales, es esencial para proporcionar un apoyo integral y sostenible a los pacientes que se someten a rehabilitación psiquiátrica. Estas redes desempeñan un papel crucial en la continuidad de los cuidados, proporcionando recursos, servicios y apoyo social que complementan la intervención médica y terapéutica. Colaborando estrechamente con estas estructuras, los cuidadores pueden ayudar a los pacientes a integrarse plenamente en la sociedad, superar los retos cotidianos y mantener su bienestar a largo plazo.

Uno de los primeros pasos para trabajar eficazmente con las redes comunitarias de apoyo es identificar los recursos disponibles en la comunidad. Cada región tiene un conjunto único de organizaciones, asociaciones y servicios sociales que ofrecen diversos tipos de apoyo a las personas con trastornos mentales. Estos recursos pueden incluir grupos de apoyo, talleres de empleo, servicios de vivienda, actividades de ocio adaptadas o programas de rehabilitación psicosocial. Por ejemplo, una asociación local puede ofrecer talleres de reinserción social en los que los pacientes pueden aprender habilidades **prácticas** mientras socializan con otras personas en situaciones similares. Al estar bien informados sobre estos recursos, los cuidadores pueden dirigir a los pacientes a los servicios más adecuados para sus necesidades específicas.

La colaboración con asociaciones y estructuras sociales también requiere una comunicación regular y la coordinación de esfuerzos. Los cuidadores deben establecer sólidas relaciones de trabajo con los representantes de estas redes para garantizar una atención coherente y eficaz. Esto puede incluir reuniones periódicas para discutir los progresos de los pacientes, intercambiar información relevante y ajustar los planes de atención a medida que cambian las necesidades de los pacientes. Por ejemplo, si un paciente participa en un programa de formación profesional ofrecido por una asociación, el cuidador puede trabajar con el equipo de la asociación para asegurarse de que el programa se adapta bien a las capacidades del paciente y resolver cualquier problema que pueda surgir. Esta coordinación permite crear una red de apoyo integrada en la que todos los implicados trabajan por un objetivo común: el bienestar y la autonomía del paciente.

Las redes de apoyo comunitario también desempeñan un papel crucial en la prevención de recaídas y la promoción del bienestar a largo plazo. Los pacientes en rehabilitación psiquiátrica pueden ser vulnerables a periodos de estrés o crisis, y tener acceso a una sólida red de apoyo comunitario puede marcar la diferencia entre una remisión estable y una recaída. Los cuidadores pueden ayudar a los pacientes a establecer vínculos con grupos de apoyo o asociaciones que ofrezcan actividades periódicas, foros de debate o servicios de asesoramiento. Estas conexiones sociales ayudan a mantener a los pacientes comprometidos con su proceso de recuperación y les ofrecen apoyo continuo, incluso fuera del entorno hospitalario. Por ejemplo, un paciente que se une a un grupo de apoyo para personas que viven con trastorno bipolar puede beneficiarse de un espacio donde compartir sus experiencias, recibir consejos y encontrar apoyo emocional, lo que refuerza su resiliencia ante los retos cotidianos.

La integración profesional es otro ámbito en el que las redes de apoyo comunitario son especialmente valiosas. Las estructuras sociales y las asociaciones ofrecen a menudo programas de rehabilitación profesional para ayudar a los pacientes a encontrar o mantener un empleo, que es un paso clave hacia la independencia. Los cuidadores pueden remitir a los pacientes a estos programas, apoyarles en sus esfuerzos y trabajar con asesores de inserción laboral para garantizar que las oportunidades ofrecidas se ajusten a las capacidades y aspiraciones de los pacientes. Por ejemplo, un paciente que desee volver a trabajar tras un largo periodo de desempleo podría ser remitido a un taller de preparación para el empleo organizado por una asociación local. Con el apoyo del cuidador y el asesor, pueden prepararse de forma realista y progresiva para reincorporarse al mercado laboral, aumentando así sus posibilidades de éxito.

El papel de los cuidadores no se limita a remitir a los pacientes a las redes de apoyo comunitarias, sino que también incluye el seguimiento de sus progresos y su bienestar. Después de ayudar a un paciente a acceder a un servicio o asociación, el cuidador sigue implicado supervisando cómo se adapta el paciente a estos nuevos entornos e interviniendo si es necesario. Este seguimiento es crucial para garantizar que los pacientes aprovechan al máximo los recursos que se ponen a su disposición y para detectar rápidamente cualquier dificultad que pueda comprometer su rehabilitación. Por ejemplo, si un paciente tiene dificultades para integrarse en un grupo de apoyo o seguir un programa de rehabilitación, el cuidador puede intervenir para ajustar el plan de cuidados, sugerir alternativas o proporcionar apoyo adicional.

Además, los cuidadores desempeñan un papel esencial a la hora de sensibilizar a las redes comunitarias sobre las necesidades específicas de los pacientes psiquiátricos. Es importante que las asociaciones y estructuras sociales comprendan las particularidades de los trastornos mentales y puedan adaptar sus servicios en consecuencia. Los cuidadores pueden ofrecer formación, asesoramiento o recursos a los profesionales que trabajan en estas redes para ayudarles a comprender y responder mejor a las necesidades de los pacientes. Por ejemplo, una asociación que ofrezca actividades deportivas podría beneficiarse de la formación sobre cómo adaptar estas actividades a las personas con trastornos de ansiedad, para garantizar que los participantes se sientan cómodos y seguros.

Por último, trabajar con redes de apoyo comunitario refuerza el sentimiento de pertenencia de los pacientes y favorece su inclusión social. Al participar en actividades comunitarias, los pacientes pueden desarrollar relaciones positivas, sentirse valorados y contribuir activamente a la sociedad. Al facilitar estas conexiones, los cuidadores desempeñan un papel crucial en la lucha contra el estigma y el aislamiento social que suelen asociarse a los problemas de salud mental. Por ejemplo, un paciente que participa en una actividad de voluntariado dentro de una asociación local no sólo puede mejorar su autoestima, sino también forjar vínculos con otros miembros de la comunidad, reforzando así su integración social.

- Estrategias para apoyar la independencia de los pacientes en su vida diaria

Apoyar la autonomía de los pacientes en su vida diaria es una prioridad clave en psiquiatría, ya que contribuye no sólo a su bienestar, sino también a su reintegración social y a su calidad de vida en general. Desarrollar y mantener esta autonomía requiere un enfoque holístico y personalizado, en el que los cuidadores desempeñan un papel clave para ayudar a los pacientes a adquirir, reforzar y aplicar las habilidades que necesitan para gestionar su vida diaria de forma independiente. Las estrategias de apoyo a esta independencia deben adaptarse a las capacidades y necesidades individuales de los pacientes, fomentando al mismo tiempo su participación activa y la confianza en sí mismos.

Una de las primeras estrategias para apoyar la independencia de los pacientes es la educación y la formación en habilidades de la vida diaria. Esto incluye aspectos prácticos como la gestión del dinero, la planificación de las comidas, el mantenimiento del hogar y la gestión del tiempo. Los cuidadores pueden organizar talleres prácticos en los que los pacientes aprendan a gestionar un presupuesto, hacer la compra de forma autónoma o planificar una semana de comidas equilibradas. Por ejemplo, un taller sobre gestión financiera podría enseñar a los pacientes a elaborar un presupuesto mensual, a gestionar las facturas o a ahorrar para futuras compras. Esta formación práctica proporciona a los pacientes las herramientas que necesitan para gestionar su vida diaria de forma independiente, ayudándoles a superar los retos específicos asociados a su estado de salud mental.

Otra estrategia crucial es fomentar la toma de decisiones independiente. Es importante que los pacientes participen en las decisiones sobre su vida diaria y su tratamiento, ya que esto refuerza su sensación de control y responsabilidad. Los cuidadores deben animar a los pacientes a expresar sus preferencias, a elegir las actividades que les convienen y a tomar decisiones sobre su rutina diaria. Por ejemplo, un cuidador puede ayudar a un paciente a planificar su día hablando de las actividades que quiere hacer y orientándole para que elabore un horario realista. Al implicar a los pacientes en estos procesos de toma de decisiones, los cuidadores aumentan su confianza en sí mismos y su capacidad de iniciativa, algo crucial para su autonomía.

Reforzar las habilidades sociales y relacionales también es fundamental para apoyar la autonomía de los pacientes. La interacción social suele ser un reto para las personas con problemas de salud mental, pero es esencial para que vivan de forma independiente e integradas en la comunidad. Los cuidadores pueden organizar actividades de grupo o talleres de comunicación en los que los pacientes puedan practicar y mejorar sus habilidades sociales en un entorno seguro. Por ejemplo, un taller de juegos de rol podría ayudar a los pacientes a practicar el manejo de situaciones sociales difíciles, como pedir ayuda, rechazar cortésmente una invitación o expresar una opinión. Estas actividades permiten a los pacientes ganar confianza en sus relaciones con los demás, lo que es vital para su vida diaria.

El apoyo personalizado es otra estrategia eficaz para fomentar la independencia de los pacientes. Cada paciente es único, con capacidades, necesidades y retos específicos. Los cuidadores deben colaborar estrechamente con los pacientes para desarrollar planes de apoyo individualizados que tengan en cuenta estas particularidades. Esto puede incluir sesiones periódicas de seguimiento en las que los cuidadores evalúen los progresos, hablen de las dificultades encontradas y ajusten las estrategias en consecuencia. Por ejemplo, si un paciente tiene dificultades para recordar sus citas médicas, el cuidador podría introducir el uso de una agenda o un recordatorio electrónico para ayudarle a organizar su tiempo. Este tipo de apoyo personalizado garantiza que los pacientes reciban la ayuda que necesitan al tiempo que se les anima a tomar las riendas de sus propias vidas.

Establecer rutinas estructuradas también es esencial para apoyar la independencia de los pacientes. Las rutinas proporcionan una estructura que puede ayudar a reducir la ansiedad, mejorar la gestión del tiempo y hacer que las tareas diarias sean más predecibles y manejables. Los cuidadores pueden ayudar a los pacientes a establecer rutinas adaptadas a sus necesidades, teniendo en cuenta su ritmo personal y sus capacidades. Por ejemplo, un paciente puede beneficiarse de una rutina matutina que incluya tiempo para la higiene personal, el desayuno y la toma de medicación, seguida de actividades planificadas para el día. Al ayudar a los pacientes a desarrollar y mantener estas rutinas, los cuidadores promueven una mayor estabilidad y un mejor control de los síntomas, lo que contribuye a la independencia.

Apoyar la integración social es otra estrategia crucial para promover la independencia de los pacientes. Participar en actividades sociales, culturales o comunitarias ayuda a los pacientes a sentirse conectados con su entorno y refuerza su sentimiento de pertenencia. Los cuidadores pueden animar a los pacientes a que participen en actividades locales, se unan a clubes o asociaciones o tomen parte en actos comunitarios. Por ejemplo, se puede animar a un paciente interesado en la jardinería a unirse a un club local de jardinería, lo que le permitiría desarrollar sus habilidades al tiempo que establece vínculos sociales. Esta integración social es esencial para que los pacientes se sientan independientes y capaces de contribuir a la vida de su comunidad.

Por último, **el refuerzo** positivo es una estrategia clave para apoyar la autonomía del paciente. Es importante reconocer y valorar los progresos, por modestos que sean, que hacen los pacientes en su camino hacia la independencia. Los cuidadores pueden animar al paciente, celebrar sus éxitos y proporcionarle comentarios constructivos para ayudarle a mantener la motivación y la confianza en sus capacidades. Por ejemplo, felicitar a un paciente por haber superado una situación difícil o alcanzado un objetivo personal refuerza su autoestima y le anima a seguir progresando. Este refuerzo positivo crea un círculo virtuoso **en** el que cada éxito refuerza la autonomía y la confianza del paciente.

Capítulo 8
Gestión de los comportamientos de riesgo y la violencia

Identificación de conductas de riesgo

- Señales de alarma de agresividad y violencia

Reconocer las señales de alarma de agresividad y violencia en los pacientes psiquiátricos es crucial para prevenir situaciones de crisis y garantizar la seguridad de todos. Estos signos, que suelen ser sutiles y variados, pueden ser conductuales, emocionales o físicos. Los cuidadores deben estar atentos a estos indicadores para intervenir de forma preventiva, calmar las tensiones y evitar que la agresión se convierta en violencia.

Uno de los primeros signos de agresión es un cambio en el comportamiento del paciente. Un paciente que se vuelve repentinamente irritable, agitado u oposicionista puede estar mostrando signos precoces de agresividad. Estos comportamientos pueden incluir un aumento de la impaciencia, gestos bruscos, respuestas verbales cortantes o una negativa sistemática a cooperar con los cuidadores. Por ejemplo, un paciente que en general se mostraba tranquilo y colaborador puede empezar de repente a interrumpir a los demás, hablar más alto o negarse a participar en actividades terapéuticas. Estos cambios pueden indicar un aumento de la frustración o la ansiedad que, si no se aborda, podría conducir a una escalada de agresividad.

Las expresiones emocionales intensas e inapropiadas también son indicadores clave de una posible agresión. La ira, la frustración o el miedo pueden expresarse de forma desproporcionada con respecto a la situación actual, lo que sugiere que el paciente tiene dificultades. Por ejemplo, un paciente puede reaccionar de forma exagerada ante un comentario trivial o un acontecimiento menor gritando, llorando o mostrándose extremadamente agitado. Estas reacciones emocionales pueden ser un signo de que el paciente se siente amenazado, incomprendido o abrumado por sus emociones, lo que podría preceder a un estallido de violencia si no se hace nada.

Los cambios en el lenguaje corporal del paciente también pueden indicar un aumento de la agresividad. Signos como mirar fijamente, apretar los puños, tensión muscular o agitación física, como balancearse de un pie a otro o caminar nerviosamente, pueden indicar que el paciente está perdiendo los nervios. El lenguaje corporal suele ser un reflejo directo de las emociones internas, y la observación cuidadosa de estas señales puede permitir a los cuidadores detectar la agresividad latente antes de que se manifieste verbal o físicamente. Por ejemplo, un paciente que empieza a inclinarse hacia delante de forma amenazadora o que empieza a moverse insistentemente hacia un cuidador u otro paciente puede estar preparándose para un enfrentamiento.

El tono de voz es otro aspecto a tener en cuenta. Un tono de voz que de repente se vuelve más alto, agudo o autoritario puede ser señal de que el paciente está perdiendo la paciencia o se siente atacado. Las propias palabras también pueden volverse más hostiles, con un aumento de los insultos, las amenazas o los comentarios cortantes. Por ejemplo, un paciente que empieza a utilizar un lenguaje amenazador, a hacer acusaciones infundadas o a repetir frases agresivas puede estar preparándose para una escalada de violencia. Estos cambios verbales son claros indicadores de que el paciente se siente cada vez más enfadado o frustrado.

La agresividad también puede manifestarse como una desinhibición progresiva del comportamiento. Algunos pacientes pueden empezar a ignorar las normas, poner a prueba los límites impuestos por los cuidadores o actuar de forma provocativa. Por ejemplo, un paciente puede empezar a destruir objetos, derribar muebles o comportarse de forma irrespetuosa con otros pacientes o con el personal. Estos comportamientos, que al principio pueden parecer menores, son a menudo signos de una frustración creciente o de una necesidad de control sobre el entorno, que pueden preceder a actos más violentos.

Los antecedentes de violencia o comportamiento agresivo también son un factor de riesgo importante que hay que tener en cuenta. Los cuidadores deben estar especialmente atentos a los pacientes que han mostrado un comportamiento violento en el pasado, ya que es más probable que repitan estos comportamientos en situaciones de estrés. Un seguimiento estrecho y una observación continua de estos pacientes pueden identificar rápidamente los signos de advertencia de una nueva crisis. Por ejemplo, un paciente con antecedentes de violencia puede mostrar signos de regresión al **comportamiento** agresivo cuando se enfrenta a una situación similar a la que precedió a episodios anteriores.

Por último, los cuidadores deben prestar mucha atención a los cambios en los síntomas psiquiátricos del paciente, ya que un deterioro del estado mental puede preceder a menudo a un aumento de la agresividad. Signos como alucinaciones, delirios, aumento de la agitación psicomotriz o confusión creciente pueden indicar que el paciente está perdiendo contacto con la realidad, lo que le hace más propenso a reaccionar violentamente ante estímulos percibidos como amenazantes. Por ejemplo, un paciente en la fase aguda de la psicosis puede empezar a percibir a los demás como enemigos, lo que podría desencadenar una reacción defensiva violenta.

- Técnicas de evaluación de riesgos en pacientes psiquiátricos

La evaluación de riesgos de los pacientes psiquiátricos es un paso crucial para garantizar la seguridad del paciente, del personal de enfermería y de las demás personas del entorno asistencial. El objetivo de esta evaluación es identificar comportamientos potencialmente peligrosos, anticiparse a las crisis y aplicar estrategias de prevención adecuadas. Las técnicas de evaluación de riesgos deben ser rigurosas, sistemáticas y adaptadas a las necesidades específicas de cada paciente, teniendo en cuenta sus antecedentes, su estado actual y los factores contextuales.

Uno de los primeros pasos en la evaluación de riesgos es realizar un historial exhaustivo. Esto implica recopilar información detallada sobre el historial del paciente, incluidos episodios previos de violencia, autolesiones, intentos de suicidio o comportamientos peligrosos. El historial también incluye datos sobre los antecedentes médicos, psiquiátricos y tratamientos anteriores del paciente. Por ejemplo, un paciente con antecedentes de comportamiento agresivo en respuesta a alucinaciones auditivas debe ser vigilado de cerca si estos síntomas se repiten, ya que presentan un mayor riesgo de violencia. El historial del paciente permite elaborar un perfil de riesgo global, que servirá de base para la evaluación continua del paciente.

La observación clínica es otra técnica esencial en la evaluación de riesgos. Los cuidadores deben estar atentos a los signos conductuales, emocionales y físicos que puedan indicar un mayor riesgo. Esto incluye evaluar la agitación psicomotriz, los cambios bruscos de humor, la irritabilidad, la ansiedad o el pensamiento desorganizado. Por ejemplo, un paciente que se agita cada vez más, muestra signos de impaciencia o tiene dificultades para concentrarse puede estar en riesgo de escalar a un comportamiento violento. La observación clínica debe ser continua, ya que el estado mental del paciente puede cambiar rápidamente y los signos sutiles pueden preceder a una crisis.

Las entrevistas estructuradas y las escalas de evaluación de riesgos son herramientas valiosas para complementar la observación clínica. Cuestionarios estandarizados como el HCR-20 (Historical, Clinical, Risk Management) o el BVC (Brøset Violence Checklist) se utilizan a menudo para evaluar sistemáticamente el riesgo de violencia o comportamiento peligroso. Estas herramientas cuantifican el riesgo en función de criterios específicos, como el historial de violencia, el estado clínico actual y los factores contextuales. Por ejemplo, el uso de la HCR-20 puede ayudar a identificar a los pacientes con alto riesgo de violencia basándose en factores históricos, clínicos y de gestión del riesgo. Estas escalas son especialmente útiles para objetivar la evaluación del riesgo y facilitar la comunicación dentro del equipo sanitario.

La evaluación de los síntomas psiquiátricos también es crucial para valorar el riesgo. Ciertos síntomas, como las alucinaciones, los delirios paranoides, la impulsividad o la desinhibición, pueden aumentar considerablemente el riesgo de comportamiento peligroso. Por ejemplo, un paciente que sufre delirios persecutorios puede percibir a quienes le rodean como una amenaza y reaccionar violentamente para defenderse de un peligro imaginario. Los cuidadores deben evaluar la intensidad, la frecuencia y el impacto de estos síntomas en el comportamiento del paciente. Esta evaluación permite orientar las intervenciones terapéuticas para reducir los síntomas y, en consecuencia, el riesgo asociado.

La evaluación del riesgo también requiere un conocimiento profundo de los factores contextuales y ambientales. Las situaciones estresantes, los conflictos interpersonales o los cambios en el entorno del paciente pueden desencadenar o agravar comportamientos peligrosos. Por ejemplo, un paciente colocado en una situación de hacinamiento o confinamiento puede experimentar un aumento de la ansiedad, lo que puede conducir a un aumento de la agitación o la violencia. Los cuidadores deben estar atentos a estos posibles desencadenantes y ajustar el entorno o las interacciones con el paciente para minimizar estos riesgos. Esto puede incluir intervenciones como modificar la rutina diaria, reducir los estímulos ambientales o aumentar las interacciones tranquilizadoras.

La colaboración interdisciplinar es otro aspecto clave de la evaluación del riesgo. Cuidadores, psiquiatras, psicólogos y otros miembros del equipo deben compartir sus observaciones y evaluaciones para obtener una imagen global del riesgo. Este enfoque colaborativo permite combinar diferentes perspectivas y conocimientos para obtener una evaluación más completa y precisa. Por ejemplo, una enfermera puede observar signos de deterioro en el estado mental de un paciente durante las interacciones cotidianas, mientras que un psicólogo puede identificar factores de estrés emocional subyacentes durante las sesiones de terapia. Combinando esta información, el equipo puede elaborar un plan de gestión de riesgos más eficaz.

Por último, la evaluación de riesgos en pacientes psiquiátricos debe ser un proceso dinámico y continuo. Los estados mentales de los pacientes pueden cambiar rápidamente, y los riesgos asociados pueden fluctuar en función de diversos factores internos y externos. Por lo tanto, los cuidadores deben reevaluar el riesgo con regularidad, teniendo en cuenta la nueva información o los cambios en el comportamiento del paciente. Esto incluye la reevaluación tras intervenciones terapéuticas, cambios en el tratamiento farmacológico o acontecimientos significativos en la vida del paciente. Por ejemplo, tras un cambio de tratamiento o una crisis, una nueva evaluación del riesgo garantiza que el paciente permanece estable y que las estrategias de gestión del riesgo siguen siendo adecuadas.

- Documentar y comunicar los comportamientos de riesgo

Documentar y comunicar las conductas de riesgo en los entornos psiquiátricos es crucial para garantizar la seguridad de los pacientes, el personal asistencial y el entorno asistencial en su conjunto. Una documentación precisa y una comunicación eficaz permiten supervisar la evolución del paciente, identificar los primeros signos de alerta de comportamientos peligrosos y coordinar las intervenciones de forma proactiva. Estas prácticas son esenciales para prevenir crisis, gestionar situaciones delicadas y prestar una atención de calidad basada en información fiable y compartida.

La documentación de los comportamientos de riesgo comienza con la observación cuidadosa y sistemática de los pacientes. Los cuidadores, que están en contacto directo con los pacientes, suelen ser los primeros en detectar signos de angustia, agitación o comportamiento inusual. Es esencial que estas observaciones se registren con detalle y precisión en los expedientes de los pacientes. Cada comportamiento de riesgo, ya sea leve o significativo, debe anotarse con detalles contextuales: cuándo y dónde ocurrió, cuáles fueron las circunstancias, cuáles fueron las reacciones del paciente y qué intervenciones se llevaron a cabo. Por ejemplo, si un paciente **muestra** signos de agresión verbal durante una discusión, es importante documentar no sólo la agresión verbal en sí, sino también qué la desencadenó y cómo se gestionó. Esta documentación crea un historial claro **permite que** identificar tendencias, desencadenantes específicos y la eficacia de las intervenciones.

Una documentación rigurosa también ayuda a garantizar la continuidad de la atención, especialmente en un entorno en el que varios profesionales pueden participar en la atención de un mismo paciente. Cuidadores, enfermeros, psiquiatras, psicólogos y otros profesionales deben tener acceso a la misma información para comprender plenamente el estado del paciente y los riesgos asociados. Por ejemplo, un cuidador que observa un comportamiento preocupante puede documentarlo, lo que permite al psiquiatra revisar la medicación o al enfermero vigilar más de cerca al paciente durante los periodos críticos. Esta transparencia y accesibilidad de la información garantizan que todas las decisiones clínicas se tomen con conocimiento de causa, comprendiendo plenamente el contexto y la historia del paciente.

Comunicar el comportamiento de riesgo es tan esencial como documentarlo. Debe ser clara, precisa y oportuna. Los equipos sanitarios deben establecer canales de comunicación eficaces para compartir rápidamente información crítica sobre los pacientes. Las reuniones periódicas de los equipos, los traspasos de sala y las sesiones informativas en tiempo real son momentos clave para debatir los comportamientos de riesgo y las estrategias que deben adoptarse. Por ejemplo, durante el traspaso entre dos equipos, es crucial comunicar cualquier cambio en el comportamiento de un paciente que pueda indicar un mayor riesgo de violencia, fuga o autolesión. Esta comunicación permite a los cuidadores mantenerse alerta y preparar las intervenciones necesarias para prevenir incidentes.

Los sistemas de documentación electrónica desempeñan un papel cada vez más importante en la comunicación de las conductas de riesgo. Las historias clínicas electrónicas permiten centralizar la información del paciente, facilitando un acceso rápido y seguro a los datos por parte de todos los miembros del equipo sanitario. Estos sistemas pueden incluir alertas automáticas para comportamientos de riesgo identificados, lo que ayuda a llamar la atención de los cuidadores sobre situaciones críticas que requieren una intervención inmediata. Por ejemplo, podría generarse una alerta si un paciente presenta una combinación de signos que indiquen riesgo de suicidio, lo que permitiría al equipo responder rápida y adecuadamente.

También es importante que la comunicación de las conductas de riesgo se extienda más allá del equipo asistencial inmediato. Las familias de los pacientes, cuando participen en el proceso asistencial, deben ser informadas de las conductas de riesgo significativas que puedan afectar a la seguridad de su ser querido. Esta comunicación debe hacerse de forma sensible y respetuosa, teniendo en cuenta el impacto emocional que esta información puede tener en las familias. Por ejemplo, si un paciente ha mostrado signos de tendencias suicidas, es crucial que la familia esté informada para que pueda tomar las precauciones necesarias en casa o estar atenta durante las visitas. Esto refuerza la colaboración entre cuidadores y familias, creando un entorno asistencial más seguro para el paciente.

También es esencial la formación continua de los equipos sanitarios sobre la importancia de documentar y comunicar los comportamientos de riesgo. Los cuidadores deben recibir formación para reconocer los primeros signos de conductas peligrosas, documentarlas adecuadamente y comunicarlas con eficacia. Esta formación debe incluir protocolos claros sobre qué documentar, cómo hacerlo y cuándo y cómo compartir esta información con otros miembros del equipo. Por ejemplo, la formación en el uso de herramientas electrónicas de documentación o los talleres sobre buenas prácticas de comunicación pueden ayudar a reforzar estas habilidades dentro del equipo.

Apoyo a los cuidadores tras incidentes violentos

- Gestión de traumas para cuidadores

La gestión de los traumas de los cuidadores es una cuestión cada vez más reconocida en el sector sanitario, en particular en psiquiatría, donde los profesionales se enfrentan regularmente a situaciones emocionalmente intensas, estresantes y a veces violentas. Los cuidadores, ya sean enfermeros, auxiliares sanitarios, psicólogos o médicos, pueden ser víctimas de un trauma secundario o vicario, debido a su exposición repetida al malestar psicológico y al comportamiento perturbador de sus pacientes. Es crucial poner en marcha estrategias eficaces para gestionar este trauma, con el fin de proteger la salud mental de los cuidadores, mantener su bienestar y garantizar la calidad de los cuidados que prestan.

El primer paso para gestionar el trauma en los cuidadores es reconocer y normalizar el hecho de que estos profesionales pueden verse afectados por su trabajo. El trauma vicario, a veces denominado fatiga por compasión, se produce cuando los cuidadores absorben e integran el sufrimiento de las personas a las que cuidan, lo que puede provocar agotamiento emocional, trastornos del sueño, aumento de la irritabilidad e incluso síntomas de estrés postraumático. Es esencial que las instituciones sanitarias reconozcan esta realidad y creen un entorno en el que los cuidadores se sientan cómodos hablando de su propia angustia sin miedo a ser estigmatizados o juzgados. Por ejemplo, la organización periódica de sesiones informativas o de supervisión puede proporcionar un espacio seguro en el que los cuidadores puedan expresar sus sentimientos, hablar de los retos a los que se enfrentan y recibir apoyo de sus compañeros o de profesionales de la salud mental.

La formación en la gestión del estrés y el desarrollo de la resiliencia es otro componente clave de la gestión del trauma para los cuidadores. Es importante que estos profesionales dispongan de las herramientas necesarias para afrontar las situaciones traumáticas de forma saludable y proactiva. Los programas de formación en resiliencia pueden incluir técnicas de gestión del estrés, como la respiración profunda, la meditación de atención plena o ejercicios de relajación, que ayudan a los cuidadores a permanecer tranquilos y centrados, incluso en situaciones de crisis. Por ejemplo, un cuidador que practique regularmente la meditación de atención plena puede gestionar mejor los momentos de intensidad emocional, dando un paso atrás y observando sus propias reacciones antes de que se vuelvan abrumadoras. La resiliencia no sólo significa la capacidad de "aguantar", sino también la de recuperarse y regenerarse tras una experiencia difícil.

El apoyo psicológico y emocional continuo también es esencial para ayudar a los cuidadores a afrontar el trauma. Las instituciones sanitarias deben ofrecer fácil acceso a servicios de apoyo, como consultas con psicólogos o asesores, grupos de apoyo o líneas telefónicas de ayuda específicas. Estos recursos permiten a los cuidadores hablar de sus experiencias, recibir asesoramiento profesional y explorar estrategias para hacer frente al dolor emocional. Por ejemplo, un cuidador que se sienta abrumado tras enfrentarse a un episodio violento o una situación trágica puede beneficiarse de una terapia individual para procesar sus emociones y evitar que el trauma se instale a largo plazo. Saber que este apoyo está disponible también puede reducir la ansiedad asociada a la exposición a situaciones potencialmente traumáticas.

También es crucial poner en marcha políticas institucionales que reconozcan el impacto del trauma en los cuidadores y ofrezcan medidas para gestionarlo. Esto puede incluir políticas de rotación de equipos, para evitar el agotamiento ligado a la exposición prolongada a pacientes difíciles, o permisos específicos para los cuidadores que han estado directamente implicados en acontecimientos traumáticos. Por ejemplo, tras una operación especialmente estresante, un cuidador podría disfrutar de un permiso de recuperación para recargar las pilas, seguido de apoyo para su reincorporación al trabajo. Políticas como éstas demuestran que la institución se toma en serio el bienestar de sus empleados y está dispuesta a poner en marcha medidas concretas para salvaguardarlo.

No hay que subestimar el papel del liderazgo en la gestión del trauma en los cuidadores. Los directores y jefes de servicio deben estar formados para reconocer los signos de trauma en sus equipos e intervenir adecuadamente. Un liderazgo empático y solidario es esencial para crear un entorno de trabajo en el que los cuidadores se sientan valorados y protegidos. Por ejemplo, un director que dedique tiempo a comprobar periódicamente el bienestar de su equipo, fomente debates abiertos sobre las dificultades encontradas y responda de forma proactiva a las necesidades de sus empleados, puede reducir significativamente el impacto del trauma en su equipo.

Por último, promover el equilibrio entre la vida laboral y personal es una estrategia fundamental para prevenir los traumas entre los cuidadores. Animar a los cuidadores a mantener actividades fuera del trabajo, dedicarse a aficiones, pasar tiempo con sus seres queridos y cuidar de su salud física y mental es crucial para evitar el agotamiento y el trauma. Por ejemplo, un cuidador que dedique tiempo a actividades relajantes como la lectura, el deporte o las salidas a la naturaleza puede gestionar mejor el estrés acumulado en el trabajo y volver a casa más descansado.

- Organización de sesiones informativas sobre incidentes

Las psicosis, como la esquizofrenia y los trastornos esquizoafectivos, son trastornos psiquiátricos graves que afectan profundamente a la percepción, el pensamiento, las emociones y el comportamiento de quienes las padecen. Estos trastornos se caracterizan por episodios psicóticos, en los que los pacientes pueden perder el contacto con la realidad, experimentar alucinaciones y delirios, y sufrir trastornos importantes en su funcionamiento cotidiano. El tratamiento de estos trastornos requiere un enfoque terapéutico complejo y coordinado, que incluye seguimiento médico, intervenciones psicológicas y, a menudo, un intenso apoyo social.

La esquizofrenia, por ejemplo, es un trastorno crónico que puede comenzar en la adolescencia o en los primeros años de la edad adulta. Los pacientes con esquizofrenia pueden presentar diversos síntomas, generalmente clasificados en dos categorías: síntomas positivos y síntomas negativos. Los síntomas positivos incluyen alucinaciones, en las que el paciente puede oír voces o ver cosas que no existen, y delirios, que son creencias falsas e irracionales fuertemente arraigadas. Los síntomas negativos incluyen el empobrecimiento emocional, la reducción de la motivación y la dificultad para expresar o sentir placer. Estos síntomas pueden causar un gran sufrimiento a los pacientes y dificultar enormemente su integración social.

Los trastornos esquizoafectivos, por su parte, combinan síntomas de esquizofrenia con trastornos del estado de ánimo, como depresión o manía. Los pacientes con trastornos esquizoafectivos pueden oscilar entre periodos de pensamiento desorganizado y episodios de estado de ánimo extremadamente alto o bajo. Esta doble faceta de la enfermedad suele complicar el diagnóstico y el tratamiento, ya que las intervenciones deben dirigirse tanto a los síntomas psicóticos como a los trastornos del estado de ánimo. Por ejemplo, un paciente puede estar estabilizado psicóticamente pero seguir sufriendo una depresión grave, lo que requiere un ajuste continuo de la medicación y un seguimiento psicoterapéutico específico.

El tratamiento de estos trastornos en un entorno psiquiátrico no está exento de riesgos. Los episodios psicóticos pueden dar lugar a comportamientos imprevisibles o peligrosos, tanto para el paciente como para los demás. Por ello, las reuniones informativas posteriores a los incidentes son esenciales en los servicios psiquiátricos. Un debriefing es una reunión que se celebra después de un incidente crítico, como una crisis violenta, un intento de fuga o una intervención de emergencia, para analizar lo sucedido, comprender las causas subyacentes y determinar las medidas que deben tomarse para evitar que se repitan tales acontecimientos.

El debriefing posterior al incidente cumple varias funciones cruciales. En primer lugar, proporciona información precisa e inmediata sobre el incidente, dando voz a todos los miembros del equipo que estuvieron presentes en el suceso. Todos los implicados pueden compartir sus puntos de vista, observaciones e impresiones, lo que permite construir una imagen completa y detallada de lo sucedido. Por ejemplo, un cuidador puede haber advertido señales de alarma del incidente, como un aumento de la agitación o cambios sutiles en el comportamiento del paciente, que podrían haber sido indicadores de un riesgo inminente. Esta información es esencial para comprender qué condujo al incidente y para desarrollar estrategias de prevención.

En segundo lugar, el debriefing ofrece un espacio para el análisis colectivo de los factores que contribuyeron al incidente. Puede incluir debates sobre los posibles desencadenantes, las respuestas de los cuidadores, la eficacia de las intervenciones aplicadas y las condiciones ambientales en el momento del incidente. Por ejemplo, si un paciente esquizofrénico ha tenido un arrebato violento, en el debriefing se puede explorar si factores ambientales como el hacinamiento, el ruido excesivo o la confrontación verbal pueden haber exacerbado su estado. Este análisis ayuda a identificar no sólo las causas inmediatas, sino también las vulnerabilidades sistémicas que pueden requerir ajustes en los protocolos de atención o en la organización de la unidad.

El debriefing también desempeña un papel esencial a la hora de proporcionar apoyo emocional a los cuidadores. Hacer frente a incidentes críticos puede ser extremadamente estresante y traumático para el personal, que puede experimentar sentimientos de miedo, frustración o culpa. El debriefing ofrece un espacio para expresar estas emociones, compartir experiencias y recibir apoyo de los compañeros. Por ejemplo, un cuidador que ha tenido que intervenir físicamente para proteger a un paciente o a otras personas puede necesitar hablar de esta experiencia para evitar sentimientos de aislamiento o traumas secundarios. El debriefing ayuda a normalizar estas reacciones, validar los sentimientos de los cuidadores y reforzar la cohesión del equipo recordándoles la importancia del apoyo mutuo.

Por último, el debriefing posterior al incidente es una herramienta valiosa para la mejora continua de las prácticas clínicas. Las conclusiones extraídas del debriefing pueden dar lugar a ajustes en los protocolos de atención, cambios en el entorno de trabajo o formación adicional para el personal. Por ejemplo, si un debriefing revela que los cuidadores carecían de ciertas habilidades específicas para gestionar una situación de crisis, esto puede impulsar a la institución a organizar sesiones de formación sobre la gestión de la agresión o sobre técnicas de desescalada. Al incorporar las lecciones aprendidas de cada incidente, los equipos sanitarios pueden mejorar continuamente la calidad de la asistencia y la seguridad de los pacientes.

Capítulo 9

Autonomía y capacitación del paciente

Fomento de la autonomía en la atención psiquiátrica

- El concepto de capacitación: ¿qué significa para los pacientes?

El concepto de empoderamiento es un pilar central en el campo de la salud mental y, más concretamente, en la atención a los pacientes psiquiátricos. El empoderamiento es el proceso por el cual los pacientes adquieren o recuperan el poder sobre sus propias vidas, convirtiéndose en protagonistas activos e informados de su atención. El concepto se basa en la idea de que todo individuo, cualesquiera que sean las dificultades que experimente, tiene la capacidad y el derecho de participar en las decisiones que afectan a su vida, desarrollar sus capacidades y recuperar el control de su vida.

Para los pacientes, la capacitación significa sobre todo un cambio en la dinámica tradicional de poder en la asistencia sanitaria. En lugar de estar sometidos pasivamente a las decisiones de los cuidadores, los pacientes se convierten en socios de pleno derecho en su tratamiento. Esta participación activa permite respetar su autonomía y dignidad, reconociendo sus conocimientos personales basados en su propia experiencia. Por ejemplo, un paciente con trastorno bipolar que participa activamente en la gestión de su medicación -discutiendo los efectos secundarios, ajustando las dosis en consulta con su médico o explorando alternativas terapéuticas- está ejerciendo su autonomía al tomar decisiones informadas sobre su salud.

La capacitación también implica el acceso a la información y la educación. Para que los pacientes puedan tomar decisiones con conocimiento de causa, es esencial que dispongan de los conocimientos necesarios para comprender su enfermedad, las opciones de tratamiento disponibles y las implicaciones de cada elección. Los cuidadores desempeñan un papel crucial a la hora de proporcionar esta información de forma clara, completa y accesible. Por ejemplo, un cuidador que explique detalladamente los distintos enfoques para controlar la ansiedad -desde la medicación hasta las técnicas de relajación, pasando por las terapias cognitivo-conductuales- permite a los pacientes elegir la opción que mejor se adapte a sus preferencias y objetivos. El acceso a la información proporciona a los pacientes las herramientas que necesitan para sentirse competentes y en control de su proceso de recuperación.

El concepto de capacitación también está vinculado a la idea de desarrollar habilidades y recursos personales. No se trata sólo de tomar decisiones, sino también de reforzar la capacidad de los pacientes para gestionar su vida cotidiana, superar retos y alcanzar sus objetivos personales. Esto puede incluir habilidades prácticas, como la gestión del estrés, la comunicación eficaz o la organización del tiempo, así como habilidades emocionales, como la resiliencia o la regulación de las emociones. Por ejemplo, un paciente que aprende a reconocer las señales de alarma de sus ataques de ansiedad y a utilizar técnicas de relajación para desactivarlos está ejerciendo su empoderamiento. Se vuelve capaz de prevenir situaciones de crisis y gestionar proactivamente su ansiedad, lo que refuerza su autonomía y la confianza en sí mismo.

Capacitar a los pacientes también significa reconocer y apoyar sus derechos. Esto incluye el derecho a la autodeterminación, el derecho a la información, el derecho a la confidencialidad y el derecho a ser tratado con respeto y dignidad. Los cuidadores deben asegurarse de que estos derechos se respetan en todas las etapas del proceso asistencial y deben animar a los pacientes a defenderlos si es necesario. Por ejemplo, un paciente que decide rechazar un determinado tratamiento tras haber sido plenamente informado de sus opciones y los riesgos asociados está ejerciendo su derecho a la autodeterminación. Respetar esta elección, aunque difiera de la recomendación médica, es un aspecto esencial de la capacitación.

El impacto de la capacitación en los pacientes es profundo y polifacético. No sólo contribuye a una mejor gestión de su salud mental, sino también a una mejora general de su calidad de vida. Los pacientes que se sienten autónomos y en control suelen estar más comprometidos con su tratamiento, más motivados para seguir sus cuidados y más resilientes ante los retos. Además, el empoderamiento puede reducir los sentimientos de desesperanza e impotencia a menudo asociados a los trastornos mentales, al ayudar a los pacientes a verse a sí mismos como individuos capaces, con fortalezas y recursos que pueden movilizar para superar sus dificultades.

Por último, la capacitación tiene importantes implicaciones para la relación entre el paciente y el cuidador. Al adoptar un enfoque centrado en la capacitación, los cuidadores pasan de una posición de autoridad a otra de colaboración. Se convierten en facilitadores del proceso de recuperación, en lugar de ser los únicos que toman las decisiones. Esta relación de asociación se basa en la confianza, el respeto mutuo y la colaboración, lo que refuerza la alianza terapéutica y contribuye a obtener resultados más positivos para los pacientes. Por ejemplo, los pacientes que sienten que se tienen en cuenta sus opiniones y preferencias tienen más probabilidades de cooperar con los cuidadores, cumplir los planes de tratamiento y participar activamente en su proceso de rehabilitación.

- Técnicas para fomentar la toma de decisiones autónoma

Fomentar la toma de decisiones autónoma entre los pacientes, sobre todo en entornos psiquiátricos, es un elemento esencial para favorecer su empoderamiento y recuperación. La capacidad de tomar decisiones sobre la propia vida, el tratamiento y el futuro no sólo es un derecho fundamental, sino también un factor clave para potenciar la autoestima, la autonomía y la calidad de vida de los pacientes. Para lograrlo, los cuidadores pueden utilizar diversas técnicas para guiar, apoyar y animar a los pacientes en este proceso.

La primera técnica consiste en proporcionar información clara, completa y adaptada al nivel de comprensión del paciente. La toma de decisiones autónoma se basa en la capacidad de evaluar las opciones disponibles y comprender las posibles consecuencias de cada elección. Por ello, es fundamental que los cuidadores expliquen las distintas opciones de forma sencilla y accesible, evitando jerga médica compleja que pueda intimidar o confundir. Por ejemplo, si un paciente tiene que elegir entre varias opciones de tratamiento, el cuidador puede presentar cada opción en términos de beneficios, riesgos y lo que el paciente puede esperar en términos de resultados. De este modo, el paciente puede tomar una decisión con conocimiento de causa, basándose en una comprensión real de lo que está en juego.

La segunda técnica consiste en fomentar la exploración de los valores y preferencias personales del paciente. Las decisiones más auténticas y significativas son las que están en consonancia con los valores, creencias y prioridades de la persona. Los cuidadores pueden ayudar a los pacientes a aclarar qué es importante para ellos, qué esperan conseguir y cómo desean vivir su vida, incluso en el contexto de su enfermedad. Por ejemplo, se puede animar a un paciente a que piense qué es lo más importante para él a la hora de elegir un tratamiento: la rapidez de los resultados, la minimización de los efectos secundarios o la posibilidad de mantener un estilo de vida activo. Al explorar estos valores, los pacientes están mejor preparados para tomar decisiones que reflejen sus verdaderos deseos y necesidades.

La tercera técnica consiste en ofrecer apoyo gradual en el proceso de toma de decisiones. No todos los pacientes se sienten cómodos de inmediato con la idea de tomar decisiones importantes por sí mismos, sobre todo si están acostumbrados a confiar en el consejo de cuidadores o familiares. En estos casos, es útil empezar con pequeñas decisiones, que permitan al paciente familiarizarse con el proceso de toma de decisiones sin sentirse bajo una presión excesiva. Por ejemplo, primero se puede pedir a un paciente que elija entre varias actividades terapéuticas, y después, gradualmente, tomar decisiones más complejas, como ajustar su tratamiento u organizar su vida diaria. Este apoyo gradual refuerza la confianza del paciente en su capacidad para tomar decisiones y le da valor para tomar decisiones más significativas a medida que se siente más seguro.

La cuarta técnica es el uso de la toma de decisiones compartida. Este modelo implica una estrecha colaboración entre el paciente y el cuidador, en la que ambas partes trabajan juntas para tomar decisiones que respeten tanto la experiencia médica como las preferencias del paciente. En este marco, el cuidador desempeña el papel de guía y asesor, proporcionando información y recomendaciones, pero dejando al paciente la responsabilidad última de la decisión. Por ejemplo, a la hora de elegir un tratamiento, el cuidador puede explicar las opciones, sugerir una determinada línea de actuación basándose en sus conocimientos y preguntar al paciente qué opina y si se siente cómodo con ella. Esta colaboración refuerza el sentido de implicación del paciente, al tiempo que le permite beneficiarse del apoyo de un profesional.

La quinta técnica se basa en valorar la experiencia y los conocimientos del paciente. Los cuidadores deben reconocer que los pacientes son expertos en sus propias vidas, con conocimientos únicos sobre lo que les funciona y lo que no. Al valorar este conocimiento, los cuidadores animan a los pacientes a expresar sus opiniones, compartir sus experiencias y participar activamente en el proceso de toma de decisiones. Por ejemplo, un paciente con una larga experiencia en la gestión de su enfermedad puede haber desarrollado estrategias personales eficaces para hacer frente a determinados síntomas. Al escuchar estas experiencias e incorporarlas al plan de cuidados, el cuidador demuestra al paciente que se respetan sus conocimientos y que sus decisiones son importantes.

La sexta técnica consiste en crear un entorno de confianza y apoyo. La toma de decisiones independiente puede intimidar a algunos pacientes, sobre todo si implica opciones difíciles o inciertas. Por eso es crucial que los cuidadores creen un entorno en el que los pacientes se sientan seguros para hacer preguntas, expresar dudas y explorar distintas opciones sin miedo a ser juzgados o a repercusiones negativas. Por ejemplo, un cuidador puede asegurar al paciente que todas las decisiones pueden reevaluarse y ajustarse a medida que evolucione la situación, reduciendo así la presión asociada a la toma de decisiones.

Por último, es importante ser paciente y flexible a la hora de apoyar la toma de decisiones independiente. Cada paciente progresa a su propio ritmo, y es esencial respetarlo al tiempo que se fomenta el crecimiento y la autonomía. Los cuidadores deben estar preparados para adaptar su enfoque a las necesidades y reacciones del paciente, ofreciéndole más apoyo cuando sea necesario y retirándoselo a medida que gane confianza. Por ejemplo, un paciente puede necesitar más tiempo para reflexionar sobre una decisión compleja, y el cuidador debe estar preparado para concederle ese tiempo, sin dejar de estar disponible para responder a sus preguntas y orientarle.

- La importancia de capacitar a los pacientes en su proceso asistencial

Capacitar a los pacientes para que asuman la responsabilidad de sus cuidados es un elemento fundamental para promover su recuperación, mejorar su calidad de vida y aumentar su autonomía. Al animar a los pacientes a tomar parte activa y consciente en su tratamiento, los cuidadores no sólo les proporcionan atención médica, sino que también les dan los medios para recuperar el control de sus vidas. Este enfoque centrado en el paciente reconoce que la recuperación no se limita al alivio de los síntomas, sino que también incluye la capacidad de tomar decisiones con conocimiento de causa, gestionar la propia salud a diario y vivir una vida plena a pesar de la enfermedad.

Capacitar a los pacientes significa, ante todo, implicarlos activamente en todas las fases de su tratamiento. En lugar de limitarse a seguir pasivamente las recomendaciones médicas, se anima a los pacientes a participar en los debates sobre su tratamiento, expresar sus preferencias y tomar decisiones sobre su salud. Esta participación activa permite a los pacientes sentirse valorados y escuchados, lo que refuerza su motivación para implicarse en su proceso de recuperación. Por ejemplo, un paciente que participa en el desarrollo de su plan de tratamiento discutiendo las opciones terapéuticas con su médico tiene más probabilidades de atenerse a ese plan, porque se siente responsable de las decisiones que toma y de los resultados que espera.

Capacitar a los pacientes también favorece el cumplimiento del tratamiento. Cuando los pacientes comprenden las razones de las decisiones médicas y las medidas que deben tomar, es más probable que sigan las recomendaciones y adopten los comportamientos necesarios para su recuperación. Por ejemplo, un paciente que comprende la importancia de tomar la medicación con regularidad, mantener una rutina de sueño o participar en terapias de apoyo tiene más probabilidades de hacerlo sistemáticamente. Este seguimiento regular es esencial para prevenir recaídas, estabilizar el estado de salud y permitir una rehabilitación duradera.

Otro aspecto crucial de la capacitación de los pacientes es el desarrollo de sus habilidades para gestionar la enfermedad. Se anima a los pacientes a adquirir los conocimientos y habilidades que necesitan para reconocer las señales de alarma de su enfermedad, controlar los síntomas y adoptar estrategias para hacer frente a los retos cotidianos. Esto puede incluir el aprendizaje de técnicas de gestión del estrés, estrategias para mejorar la comunicación con sus seres queridos o métodos para estructurar su día de forma que se reduzcan los factores de estrés. Por ejemplo, un paciente que sufre depresión puede recibir formación para identificar los desencadenantes de sus episodios depresivos y utilizar técnicas de relajación o atención plena para aliviarlos. Esta mayor competencia da a los pacientes las herramientas para convertirse en protagonistas activos de su propia recuperación.

Capacitar a los pacientes también aumenta su autoestima y su confianza en sí mismos. Cuando los pacientes se dan cuenta de que pueden desempeñar un papel activo en su tratamiento, se sienten más competentes y capaces de afrontar su situación. Esta autoconfianza es un factor clave en la recuperación, ya que anima a los pacientes a fijarse objetivos, perseverar ante las dificultades y creer en su capacidad para mejorar su calidad de vida. Por ejemplo, un paciente que ha gestionado con éxito un ataque de ansiedad gracias a las habilidades que ha adquirido se sentirá más fuerte y confiado para afrontar situaciones futuras. Esta confianza en sí mismo alimenta un círculo virtuoso, en el que cada éxito refuerza la motivación y el compromiso con el proceso de atención.

Capacitar a los pacientes también significa ofrecerles el apoyo adecuado y ayudarles a asumir responsabilidades. No todos los pacientes tienen la misma capacidad o nivel de confianza para asumir este papel, y es esencial que los cuidadores adapten su enfoque a las necesidades individuales. Esto puede incluir apoyo educativo, ánimo y escucha activa para ayudar a los pacientes a superar sus miedos o dudas. Por ejemplo, un paciente reacio a tomar decisiones importantes sobre su tratamiento puede beneficiarse de conversaciones en profundidad con su cuidador, que le ayudará a sopesar las ventajas e inconvenientes de cada opción, respetando su ritmo y sus preferencias.

Por último, capacitar a los pacientes tiene un impacto positivo no sólo en su recuperación individual, sino también en la relación terapéutica. Al crear una asociación dinámica entre el paciente y el cuidador, en la que el paciente es tratado como un colaborador y no simplemente como un receptor de cuidados, la relación se vuelve más equilibrada, basada en la confianza y el respeto mutuo. Esta relación de colaboración es esencial para una asistencia eficaz, ya que fomenta la comunicación abierta, una mejor comprensión de las necesidades del paciente y una colaboración más estrecha en la aplicación del plan de asistencia. Por ejemplo, un paciente que se siente respetado e implicado en su tratamiento es más propenso a compartir sus preocupaciones, experiencias y aspiraciones, lo que permite al cuidador adaptar la atención de forma más precisa y adecuada.

El papel del asistente sanitario en la educación terapéutica

- Enseñanza de técnicas de gestión del estrés y la ansiedad

Enseñar técnicas para controlar el estrés y la ansiedad es una parte esencial del proceso de atención a muchos pacientes, en particular a los que padecen problemas de salud mental. El estrés y la ansiedad son respuestas naturales del organismo ante situaciones percibidas como amenazantes o difíciles, pero cuando se vuelven crónicos o excesivos, pueden afectar gravemente a la calidad de vida, exacerbar los síntomas de los trastornos mentales y comprometer el proceso de recuperación. Por lo tanto, es crucial dotar a los pacientes de estrategias eficaces para gestionar proactivamente estos estados, permitiéndoles recuperar un mayor equilibrio emocional y autonomía en su vida cotidiana.

El primer paso para enseñar técnicas de control del estrés y la ansiedad es ayudar a los pacientes a reconocer y comprender sus propias reacciones al estrés. Muchas personas no siempre se dan cuenta de cómo se manifiesta en ellas el estrés o la ansiedad, ni de los desencadenantes concretos que los provocan. Los cuidadores pueden ayudar a los pacientes a identificar estos primeros signos, ya sean síntomas físicos como taquicardia, tensión muscular o dolores de cabeza, o síntomas psicológicos como irritabilidad, preocupación excesiva o pensamientos intrusivos. Por ejemplo, un paciente puede aprender a observar que una ligera tensión en el pecho o la dificultad para concentrarse son indicadores de estrés incipiente. Esta toma de conciencia es el primer paso para actuar antes de que el estrés o la ansiedad se vuelvan abrumadores.

Una vez identificados estos desencadenantes y **síntomas**, es importante introducir técnicas de gestión del estrés adaptadas a las necesidades individuales del paciente. Una de las técnicas más utilizadas es la relajación muscular progresiva, que consiste en contraer y soltar sistemáticamente distintos grupos musculares para reducir la tensión física y calmar la mente. Los cuidadores pueden guiar a los pacientes a través de estos ejercicios mostrándoles cómo pueden **practicarse** en cualquier lugar y en cualquier momento, especialmente en momentos de estrés. Por ejemplo, se puede animar al paciente a practicar esta técnica antes de una situación estresante, como una reunión o una conversación difícil, para reducir la ansiedad y afrontar la situación con más calma.

La respiración profunda es otra técnica eficaz para controlar el estrés y la ansiedad. Al concentrarse en su respiración y adoptar un ritmo respiratorio lento y controlado, los pacientes pueden activar su sistema nervioso parasimpático, que favorece la relajación. Los cuidadores pueden enseñar técnicas respiratorias como la respiración abdominal, en la que se hace hincapié en inhalaciones profundas y exhalaciones lentas, para calmar la mente y reducir las sensaciones físicas de ansiedad. Por ejemplo, un paciente puede aprender a utilizar la respiración profunda cuando se sienta abrumado por pensamientos ansiosos, respirando lenta y profundamente hasta que sienta una reducción de sus niveles de estrés.

La atención plena es otro método eficaz para controlar el estrés y la ansiedad. Consiste en concentrarse plenamente en el momento presente, observando los pensamientos, las emociones y las sensaciones corporales sin juzgarlos. Esta práctica ayuda a los pacientes a separarse de los pensamientos ansiosos o estresantes y a no dejarse llevar por ellos. Los cuidadores pueden enseñar ejercicios sencillos de atención plena, como la meditación guiada, la observación consciente de la respiración o la exploración sensorial, en la que se anima a los pacientes a centrarse en un sentido concreto, como escuchar los sonidos del entorno o sentir los pies en el suelo. Por ejemplo, un paciente ansioso puede practicar la atención plena concentrándose en la sensación de su respiración, lo que puede ayudarle a interrumpir el ciclo de pensamientos ansiosos y volver a un estado de calma.

La actividad física también es una técnica eficaz para controlar el estrés y la ansiedad. El ejercicio físico libera endorfinas, hormonas que mejoran el estado de ánimo y reducen la sensación de estrés. Los cuidadores pueden animar a los pacientes a incorporar una actividad física regular a su rutina, en función de sus capacidades y preferencias. Esto puede ir desde el paseo diario hasta actividades más estructuradas como el yoga, la natación o el ciclismo. Por ejemplo, un paciente que empieza el día con un paseo de treinta minutos puede experimentar una reducción de los niveles de estrés a lo largo del día, al tiempo que mejora su bienestar general.

La gestión del tiempo y la planificación también son técnicas importantes de control del estrés, sobre todo para los pacientes que se sienten abrumados por las responsabilidades o los acontecimientos que se avecinan. Los cuidadores pueden ayudar a los pacientes a elaborar listas de prioridades, dividir las tareas complejas en pasos más pequeños y manejables, y reservar tiempo para actividades relajantes o descansos. Por ejemplo, un paciente al que le angustia la multitarea puede aprender a planificar su día de forma más realista, con tiempo para descansar entre una actividad y otra para evitar la sobrecarga.

Por último, pueden enseñarse técnicas de reestructuración cognitiva, derivadas de las terapias cognitivo-conductuales, para ayudar a los pacientes a identificar y modificar los pensamientos negativos o irracionales que alimentan su estrés y ansiedad. Los cuidadores pueden trabajar con los pacientes para identificar estos pensamientos automáticos, cuestionarlos y sustituirlos por pensamientos más realistas y constructivos. Por ejemplo, un paciente con tendencia a **catastrofizar** una situación puede aprender a examinar la probabilidad real de sus temores y reformular su pensamiento de forma más positiva, lo que puede reducir significativamente sus niveles de ansiedad.

- Talleres de educación para la salud mental

Los talleres de educación en salud mental desempeñan un papel fundamental en la prevención, el tratamiento y la recuperación de los trastornos mentales. Proporcionan un espacio privilegiado donde los participantes pueden adquirir conocimientos esenciales sobre salud mental, desarrollar habilidades para gestionar mejor su bienestar psicológico y acabar con el estigma que suele asociarse a las enfermedades mentales. Cuando están bien diseñados y aplicados, estos talleres tienen un profundo impacto en la vida de las personas, ayudándolas a comprender su propia salud mental, reconocer los signos de angustia y saber cómo y dónde buscar ayuda.

Uno de los primeros pasos para organizar un taller de educación en salud mental es definir claramente los objetivos educativos en función de las necesidades específicas de los participantes. Estos talleres pueden dirigirse a poblaciones muy diversas: pacientes con trastornos mentales, sus familias, profesionales sanitarios o incluso el público en general. Cada grupo tiene necesidades diferentes en términos de información y apoyo, lo que requiere un enfoque adaptado. Por ejemplo, un taller para pacientes podría centrarse en la comprensión de su diagnóstico, la gestión de los síntomas y las estrategias de recuperación, mientras que un taller para familias podría abordar el apoyo emocional, la comunicación con sus seres queridos y los recursos disponibles para los cuidadores.

Un componente esencial de los talleres de educación en salud mental es ofrecer información precisa y accesible sobre los trastornos mentales. Es importante que los participantes comprendan qué es la salud mental, los factores que pueden influir en ella y las distintas formas que pueden adoptar los trastornos mentales, como la depresión, la ansiedad, la esquizofrenia o el trastorno bipolar. Los talleres deben desmitificar estas afecciones, explicando de forma clara y sencilla las posibles causas, los síntomas y los tratamientos disponibles. Por ejemplo, un taller podría explicar que la depresión no es simplemente un estado de tristeza prolongada, sino una afección médica compleja que requiere un tratamiento adecuado. Esta comprensión permite a los participantes reconocer los primeros signos de problemas de salud mental en sí mismos o en sus seres queridos, y tomar las medidas necesarias para obtener ayuda.

Los talleres de educación para la salud mental también deben centrarse en promover el bienestar psicológico. Esto incluye la enseñanza de técnicas de gestión del estrés, atención plena, conciliación de la vida laboral y familiar y prevención del agotamiento. Por ejemplo, los participantes pueden aprender ejercicios de respiración, técnicas de relajación muscular o métodos para gestionar los pensamientos ansiosos. Estas habilidades son valiosas no sólo para las personas que ya sufren problemas de salud mental, sino también para las que quieren mantener una buena salud mental y prevenir problemas futuros. Al integrar estas prácticas en su vida cotidiana, los participantes pueden reforzar su capacidad de recuperación y mejorar su bienestar general.

Otro aspecto crucial de los talleres de educación en salud mental es el debate abierto y la desestigmatización. Los trastornos mentales suelen estar rodeados de incomprensión, prejuicios y vergüenza, lo que puede impedir que la gente busque ayuda. Los talleres ofrecen un espacio seguro donde los participantes pueden hacer preguntas, compartir experiencias y expresar sus temores sin miedo a ser juzgados. Por ejemplo, un taller puede incluir testimonios de personas que han superado problemas de salud mental, lo que puede inspirar y animar a otros a reconocer sus propias luchas y buscar apoyo. Esta apertura ayuda a acabar con los tabúes y a crear una cultura en la que la salud mental se trata con la misma seriedad y compasión que la salud física.

Los talleres de educación sobre salud mental también deben proporcionar información práctica sobre los recursos disponibles para las personas con dificultades. Esto puede incluir información sobre servicios locales de salud mental, líneas telefónicas de ayuda, grupos de apoyo y herramientas en línea. Los participantes deben saber dónde y cómo acceder a estos recursos si los necesitan. Por ejemplo, en un taller pueden distribuirse folletos o listas de contactos de servicios de crisis, terapeutas o asociaciones de apoyo familiar. Este aspecto práctico del taller permite a los participantes sentirse mejor equipados para navegar por el sistema de atención y encontrar la ayuda que necesitan cuando la necesitan.

Por último, los talleres de educación en salud mental pueden desempeñar un papel importante en el desarrollo de habilidades de autogestión en los pacientes. Esto incluye aprender a tomar decisiones independientes, gestionar los síntomas y planificar la recuperación. Los pacientes pueden recibir formación para controlar su propia salud mental, identificar los desencadenantes de sus síntomas y elaborar planes de acción para hacer frente a posibles crisis. Por ejemplo, un paciente con trastorno bipolar puede aprender a reconocer las señales de alerta de una fase maníaca o depresiva y poner en marcha estrategias para minimizar el impacto de estos episodios. Estas habilidades de autogestión son esenciales para que los pacientes vivan de forma más independiente y asuman el control de su proceso de recuperación.

- Ayudar a los pacientes a comprender y gestionar su tratamiento

Ayudar a los pacientes a comprender y gestionar su tratamiento es una parte esencial de una atención sanitaria mental eficaz. Esto se basa en una comunicación clara, un apoyo personalizado y una estrecha colaboración entre el paciente y el equipo sanitario. Cuando los pacientes están bien informados y participan activamente en la gestión de su tratamiento, no sólo están mejor preparados para seguir las prescripciones, sino que también es más probable que participen activamente en su recuperación, lo que mejora considerablemente sus posibilidades de llevar una vida más estable y satisfactoria.

El primer paso para ayudar a los pacientes a entender su tratamiento es proporcionarles información clara, detallada y adaptada a su nivel de comprensión. Los pacientes deben saber en qué consiste su tratamiento, por qué se les ha prescrito y qué beneficios se esperan de él. Esto incluye una explicación de los fármacos prescritos, su modo de acción, las dosis, la frecuencia de administración y los posibles efectos secundarios. Por ejemplo, un paciente al que se le prescribe un antidepresivo debe comprender no sólo que el fármaco puede ayudar a reducir los síntomas de la depresión, sino también que sus efectos pueden no sentirse inmediatamente y que su uso regular es esencial para lograr los resultados deseados. Al comprender estos aspectos, es más probable que los pacientes sigan su tratamiento correctamente y perseveren aunque las mejoras no sean inmediatas.

La comunicación eficaz también es crucial para gestionar las expectativas de los pacientes y evitar malentendidos. Los cuidadores deben explicar claramente que algunos tratamientos, sobre todo en psiquiatría, pueden requerir ajustes y ensayos antes de encontrar la solución más eficaz. Esto puede incluir cambios en la dosis, la introducción gradual de nuevos fármacos o incluso modificaciones del régimen de tratamiento si los efectos secundarios resultan problemáticos. Por ejemplo, a un paciente que comienza un tratamiento antipsicótico se le puede informar de que es posible que aparezcan efectos secundarios como somnolencia o aumento de peso, pero que se pueden explorar alternativas si estos efectos resultan demasiado molestos. Al hablar abiertamente de estas posibilidades, los cuidadores permiten a los pacientes prepararse para las distintas fases del tratamiento y mantener su compromiso a pesar de los ajustes necesarios.

El apoyo en la gestión de los efectos secundarios es otro aspecto crucial para ayudar a los pacientes a gestionar su tratamiento. A menudo, los efectos secundarios pueden disuadir a los pacientes de continuar el tratamiento, sobre todo si no entienden cómo pueden controlarse o mitigarse. Por lo tanto, los cuidadores no sólo deben informar a los pacientes de los posibles efectos secundarios, sino también proporcionarles estrategias para minimizarlos o gestionarlos. Por ejemplo, a un paciente que toma un estabilizador del estado de ánimo que provoca náuseas se le puede aconsejar que tome la medicación con comida, o que reparta las dosis a lo largo del día para reducir las molestias. Al ofrecer estos consejos prácticos, los cuidadores ayudan a los pacientes a seguir el tratamiento y a reducir las molestias asociadas.

La educación terapéutica también desempeña un papel fundamental en la gestión del tratamiento por parte de los pacientes. Los cuidadores pueden organizar sesiones educativas individuales o en grupo en las que los pacientes aprenden a reconocer las señales de alarma de una recaída, a controlar los cambios en su estado mental y a adaptar su comportamiento en consecuencia. Por ejemplo, un paciente con trastorno bipolar puede aprender a identificar los primeros signos de una fase maníaca, como una menor necesidad de dormir o un aumento de la irritabilidad, y a tomar medidas para evitar una escalada, como ponerse en contacto con su médico o ajustar su tratamiento según unas pautas preestablecidas. Estas habilidades de autocontrol son esenciales para que los pacientes asuman un papel activo en la gestión de su salud mental.

La motivación del paciente es otro factor clave para una gestión eficaz del tratamiento. Los cuidadores deben trabajar con los pacientes para identificar qué les motiva a seguir el tratamiento y recuperarse. Esto puede incluir objetivos personales, como mejorar la calidad de vida, volver al trabajo o fortalecer las relaciones familiares. Por ejemplo, un paciente puede estar motivado para tomar su medicación con regularidad si entiende que esto puede ayudarle a sentirse lo suficientemente bien como para reanudar una actividad que le gusta, como la jardinería o la pintura. Al vincular el tratamiento a objetivos significativos para el paciente, los cuidadores refuerzan el compromiso de éste con su plan de cuidados.

Implicar a los familiares en la gestión del tratamiento también puede ser beneficioso, especialmente para los pacientes que necesitan apoyo adicional. Los cuidadores pueden animar a los familiares a participar en las discusiones sobre el tratamiento, controlar la toma de medicación y proporcionar apoyo emocional continuo. Por ejemplo, un familiar puede recordar al paciente que tome su medicación o animarle a seguir las recomendaciones del médico. Esta implicación crea una red de apoyo en torno al paciente, haciendo que la gestión del tratamiento sea más accesible y menos aislante.

Por último, el seguimiento periódico es esencial para evaluar la eficacia del tratamiento y realizar los ajustes necesarios. Los cuidadores deben mantenerse en contacto con los pacientes, ya sea mediante consultas presenciales, por teléfono o a través de plataformas digitales, para comentar cómo evoluciona su enfermedad, los posibles efectos secundarios y las dificultades encontradas. Por ejemplo, un paciente que empieza a experimentar síntomas depresivos a pesar del tratamiento regular puede beneficiarse de una evaluación rápida para ajustar la dosis o explorar otras opciones de tratamiento. Este seguimiento periódico garantiza que el tratamiento siga adaptándose a las necesidades cambiantes del paciente y refuerza la relación de confianza entre paciente y cuidador.

Medir y evaluar los progresos en términos de autonomía

- Utilización de escalas y herramientas de evaluación

El uso de escalas y herramientas de evaluación es una práctica esencial en salud mental, que proporciona una valoración precisa, objetiva y sistemática del estado mental de los pacientes. Estas herramientas son esenciales para diagnosticar trastornos, seguir la evolución de los síntomas, evaluar la eficacia de los tratamientos y orientar las decisiones clínicas. Su uso no sólo permite estandarizar las evaluaciones, sino también comprender mejor las necesidades específicas de los pacientes, personalizar las intervenciones y mejorar los resultados terapéuticos.

Las escalas de evaluación, como los cuestionarios estandarizados y los inventarios de síntomas, están diseñadas para medir diversos aspectos de la salud mental, como la depresión, la ansiedad, el estrés, la calidad de vida y muchas otras dimensiones psicológicas. Por ejemplo, la Escala de Depresión de Beck (BDI) se utiliza ampliamente para medir la gravedad de los síntomas depresivos, mientras que la Escala de Ansiedad de Hamilton (HAM-A) suele emplearse para evaluar los niveles de ansiedad. Estas escalas permiten a los cuidadores cuantificar los síntomas de forma objetiva, proporcionando una base sólida para el diagnóstico y el seguimiento del paciente. Por ejemplo, se puede considerar que un paciente con una puntuación alta en la Escala de Depresión de Beck sufre una depresión grave, lo que orientará la aplicación de un tratamiento adecuado.

Uno de los principales puntos fuertes de las escalas de evaluación es su capacidad para proporcionar datos comparativos a lo largo del tiempo. Al utilizar regularmente las mismas herramientas de evaluación, los cuidadores pueden hacer un seguimiento de los síntomas del paciente, evaluar la eficacia de las intervenciones terapéuticas y ajustar el tratamiento en consecuencia. Por ejemplo, si un paciente con un trastorno de ansiedad utiliza regularmente la Escala de Ansiedad de Hamilton, su cuidador puede comparar las puntuaciones obtenidas en diferentes consultas para evaluar si la ansiedad está disminuyendo bajo el efecto del tratamiento o si es necesario realizar ajustes. Este seguimiento continuo ayuda a evitar recaídas, mejorar la adherencia al tratamiento y responder rápidamente a las necesidades cambiantes del paciente.

Las herramientas de evaluación no se limitan a medir los síntomas, sino que también pueden evaluar otros aspectos de la vida del paciente, como el funcionamiento social, la calidad de vida y la satisfacción con la atención recibida. Por ejemplo, el cuestionario WHOQOL (World Health Organization Quality of Life) es una herramienta para evaluar la calidad de vida de una persona, teniendo en cuenta su bienestar físico, psicológico, social y ambiental. Esta información es crucial para un enfoque holístico de la atención a la salud mental, ya que permite comprender el impacto global de la enfermedad en la vida del paciente y adaptar las intervenciones para mejorar no sólo la salud mental, sino también el bienestar general.

El uso de escalas y herramientas de evaluación debe ir acompañado de una interpretación cuidadosa e informada por parte de los profesionales sanitarios. Las puntuaciones obtenidas con estas herramientas deben considerarse en el contexto global del estado de salud del paciente, teniendo en cuenta sus antecedentes, preferencias y condiciones de vida. Por ejemplo, una puntuación alta en una escala de depresión puede indicar un malestar emocional importante, pero el cuidador también debe tener en cuenta los factores de estrés recientes, los cambios vitales o los problemas médicos subyacentes que podrían influir en esta puntuación. Esta interpretación matizada permite personalizar el plan de cuidados y evitar intervenciones inadecuadas.

También es esencial implicar a los pacientes en el proceso de evaluación. Cuando los pacientes participan activamente en el uso de escalas y herramientas de evaluación, se convierten en socios de su propia atención. Los cuidadores pueden explicar la importancia de estas herramientas, cómo se utilizan y cómo influyen los resultados en las decisiones terapéuticas. Por ejemplo, al explicar a un paciente que la escala de depresión que completa regularmente ayuda a ajustar su tratamiento antidepresivo, el cuidador refuerza el compromiso del paciente con su plan de cuidados. Esta implicación fomenta una mayor adherencia al tratamiento y una mejor comprensión de los problemas que afectan a su salud mental.

Además, las herramientas de evaluación son útiles no sólo para los cuidadores, sino también para los propios pacientes, que pueden conocer mejor su salud mental. Cuando los resultados de las escalas se comparten y comentan con los pacientes, éstos pueden obtener una perspectiva más clara de sus progresos, lo que puede resultar motivador y tranquilizador. Por ejemplo, un paciente que ve que sus puntuaciones de ansiedad disminuyen con el tiempo puede sentirse animado por sus progresos y motivado para continuar con sus esfuerzos terapéuticos. Esta retroalimentación es crucial para aumentar la confianza de los pacientes en su tratamiento y en su capacidad de recuperación.

El uso de escalas y herramientas de evaluación también requiere una formación adecuada de los profesionales sanitarios para garantizar una aplicación correcta y una interpretación precisa. Los cuidadores deben recibir formación para seleccionar las herramientas más adecuadas para cada situación, administrarlas correctamente e interpretar los resultados teniendo en cuenta las especificidades culturales, lingüísticas o individuales de los pacientes. Por ejemplo, un cuidador que trabaje en un entorno multicultural debe ser consciente de las diferencias culturales que pueden influir en la forma de expresar o entender los síntomas, y elegir herramientas de evaluación validadas para estas poblaciones específicas. Esta formación garantiza que las herramientas de evaluación se utilicen de forma ética y eficaz, contribuyendo a una atención de alta calidad.

- Seguimiento de objetivos personalizados para cada paciente

El seguimiento de objetivos personalizados para cada paciente es un enfoque central y estratégico en la atención a la salud mental, que pretende adaptar el itinerario terapéutico a las necesidades, preferencias y aspiraciones únicas de cada individuo. Este enfoque se basa en la idea de que cada paciente es un individuo único con circunstancias vitales, retos y objetivos personales distintos. Al incorporar estos elementos al plan de cuidados, los cuidadores no sólo pueden proporcionar un apoyo más eficaz, sino también reforzar el compromiso del paciente con su propio proceso de recuperación.

El primer paso para establecer objetivos personalizados es entablar con el paciente un debate abierto y colaborativo. Los cuidadores deben explorar con el paciente sus aspiraciones, prioridades y los aspectos de su vida que desean mejorar. Esto puede incluir objetivos específicos de salud mental, como reducir la ansiedad o controlar la depresión, pero también objetivos más amplios, como volver al trabajo, mejorar las relaciones familiares o reanudar las actividades sociales. Por ejemplo, un paciente que sufre trastornos de ansiedad puede expresar su deseo de volver a participar en actos sociales sin sentir pánico. Este objetivo se convierte entonces en un punto central del plan de cuidados, con pasos claros para alcanzarlo.

Una vez definidos los objetivos, es esencial formularlos de forma concreta, mensurable y alcanzable. Los objetivos deben ser específicos, con criterios claros que permitan medir los progresos. Por ejemplo, en lugar de establecer simplemente el objetivo de "reducir la ansiedad", un objetivo más específico podría ser "reducir los ataques de pánico de dos por semana a uno por mes". Esta especificidad no sólo permite al paciente comprender exactamente lo que se está esforzando por conseguir, sino que también proporciona un marco para que los cuidadores evalúen objetivamente los progresos.

El seguimiento periódico de los objetivos es crucial para garantizar que los pacientes avanzan hacia sus aspiraciones personales. Esto implica reuniones periódicas en las que los cuidadores y el paciente revisan juntos los progresos realizados, los retos encontrados y los ajustes necesarios. Estas conversaciones permiten reevaluar los objetivos a la luz de los cambios en la situación del paciente y la eficacia de las intervenciones puestas en marcha. Por ejemplo, si un paciente con depresión grave experimenta una mejora del estado de ánimo pero sigue teniendo problemas de energía y motivación, el cuidador puede ajustar los objetivos para centrarse más en mejorar los niveles de energía, quizá modificando el tratamiento o añadiendo actividad física regular.

El papel de la retroalimentación también es esencial en el seguimiento de los objetivos personalizados. Los pacientes deben ser informados de sus progresos de un modo que les motive y les anime a seguir esforzándose. Los comentarios positivos refuerzan el compromiso del paciente, mientras que los constructivos ayudan a identificar las áreas que requieren una atención especial. Por ejemplo, si un paciente ha conseguido reducir sus conductas de evitación social pero sigue teniendo dificultades en determinados tipos de situaciones, el cuidador puede felicitarle por los progresos realizados y sugerirle estrategias para superar los obstáculos restantes. Este apoyo continuo ayuda a mantener al paciente motivado y centrado en sus objetivos.

Otro aspecto clave del seguimiento de los objetivos personalizados es la adaptabilidad. Los objetivos deben ser flexibles y modificables en respuesta a circunstancias cambiantes en la vida del paciente o reacciones inesperadas al tratamiento. Los cuidadores deben estar preparados para reajustar los objetivos cuando sea necesario, ya sea en respuesta a mejoras rápidas u obstáculos inesperados. Por ejemplo, si un paciente con trastorno bipolar consigue estabilizar su estado de ánimo mejor de lo esperado con un nuevo tratamiento, los objetivos pueden ajustarse para centrarse más en la reinserción social o profesional. A la inversa, si surgen complicaciones, los objetivos pueden reconfigurarse para reflejar un ritmo de progreso más realista.

La participación activa del paciente en el seguimiento de los objetivos es fundamental. Los cuidadores deben animar a los pacientes a autoevaluar sus progresos, expresar sus sentimientos y participar activamente en los ajustes del plan de cuidados. Esta participación refuerza la sensación de control del paciente sobre su recuperación y fomenta una alianza terapéutica más sólida. Por ejemplo, un paciente que siente que puede opinar sobre el establecimiento y el ajuste de sus objetivos tiene más probabilidades de comprometerse plenamente con el proceso y ver sus esfuerzos recompensados por un progreso tangible.

Por último, el seguimiento de los objetivos personalizados debe documentarse sistemáticamente. De este modo se hace un seguimiento de la evolución del paciente, se facilita la comunicación entre los distintos miembros del equipo sanitario y se garantiza la continuidad de la asistencia. Esta documentación también es útil para el paciente, que puede ver de forma concreta cómo evoluciona su enfermedad y los pasos que ha dado hacia la consecución de sus objetivos. Por ejemplo, llevar un diario de objetivos y progresos puede ayudar a los pacientes a recordar éxitos pasados, mantener la motivación y comprender mejor su trayectoria asistencial.

Capítulo 10
Gestión de la higiene y prevención de infecciones en psiquiatría

Los retos de la higiene en los entornos psiquiátricos

- Las especificidades de la higiene en los pacientes psiquiátricos

Las particularidades de la higiene en los pacientes psiquiátricos son un aspecto crucial de la asistencia que requiere especial atención por parte de los cuidadores. La higiene personal, que incluye prácticas como el baño, el cepillado de dientes, el cuidado del cabello y el vestido, desempeña un papel fundamental no sólo en la salud física, sino también en el bienestar mental, la autoestima y la integración social de los pacientes. Sin embargo, para las personas con problemas de salud mental, **mantener** una rutina de higiene puede suponer un gran reto debido a diversos factores relacionados con su estado mental, sus síntomas y su entorno vital. Por lo tanto, los cuidadores deben adoptar un enfoque adaptado y empático para apoyar a estos pacientes en sus cuidados higiénicos diarios.

Uno de los primeros retos higiénicos a los que se enfrentan **los** pacientes psiquiátricos suele estar relacionado con la naturaleza de los síntomas de su enfermedad. Por ejemplo, los pacientes que sufren depresión grave pueden experimentar fatiga extrema, falta de energía y pérdida de motivación, lo que dificulta la realización de tareas cotidianas sencillas, incluidas las relacionadas con la higiene personal. El simple hecho de levantarse de la cama para lavarse o cepillarse los dientes puede parecer insuperable. Los cuidadores deben ser especialmente conscientes de estas dificultades y tratar de animar a los pacientes de forma no restrictiva, ofreciéndoles apoyo y respetando su ritmo. Por ejemplo, puede ser útil establecer rutinas sencillas y regulares, proponiendo objetivos de higiene modestos y progresivos, como cepillarse los dientes una vez al día al principio, para no abrumar al paciente.

Los trastornos psicóticos, como la esquizofrenia, plantean otros tipos de problemas de higiene. Los pacientes con esquizofrenia pueden tener creencias delirantes o alucinaciones que interfieren en su percepción de la necesidad o la seguridad de los cuidados higiénicos. Por ejemplo, un paciente puede estar convencido de que el agua es venenosa o de que lavarse las manos puede causarle daño. En estos casos, los cuidadores deben mostrar una gran sensibilidad y paciencia, tratando de comprender las preocupaciones del paciente y encontrando formas creativas y tranquilizadoras de ayudarle a superar estas barreras. Esto puede incluir **explicaciones** suaves y repetidas, la demostración de los cuidados higiénicos por parte de un cuidador de confianza o la adaptación de las prácticas higiénicas para hacerlas más aceptables para el paciente.

La ansiedad y el trastorno obsesivo-compulsivo (TOC) también son trastornos mentales que pueden afectar a las prácticas de higiene, pero de forma diferente. Algunos pacientes pueden desarrollar rituales de higiene excesivos en respuesta a obsesiones con la limpieza o al miedo a la contaminación. En estos casos, los cuidados de higiene, en lugar de ser beneficiosos, pueden convertirse en una fuente de intenso estrés y sufrimiento para el paciente. Por lo tanto, los cuidadores deben trabajar para moderar estos **comportamientos** de modo que no se conviertan en obsesivos y perjudiquen la salud del paciente. Esto puede implicar trabajar con el paciente para establecer límites claros en la frecuencia y duración **de las** prácticas de higiene, al tiempo que se le ofrecen técnicas de relajación o de gestión de la ansiedad para ayudarle a reducir su necesidad compulsiva de lavarse.

Para los pacientes con demencia u otros trastornos cognitivos, las dificultades de higiene pueden ser el resultado de problemas de memoria, confusión o incapacidad para realizar tareas debido a una pérdida de las funciones ejecutivas. Estos pacientes pueden olvidar lavarse, no reconocer la importancia de la higiene o ser incapaces de seguir los pasos necesarios para cuidarse. En estos casos, los cuidadores tienen que prestar una asistencia más directa, a veces ayudando físicamente al paciente a lavarse o vestirse, velando por preservar su dignidad e independencia en la medida de lo posible. Las ayudas visuales, como las tablas de rutinas o los recordatorios verbales, también pueden ser útiles para guiar a los pacientes en los pasos de la higiene diaria.

El entorno asistencial, ya sea en un hospital, un centro asistencial o el domicilio del paciente, también desempeña un papel crucial en el mantenimiento de la higiene. Un entorno limpio, seguro y propicio es esencial para ayudar a los pacientes a sentirse cómodos con su rutina de higiene. Los cuidadores deben asegurarse de que las instalaciones estén adaptadas a las necesidades de los pacientes, por ejemplo proporcionando equipos especiales para personas con movilidad reducida o creando zonas de aseo seguras y acogedoras. La confidencialidad y el respeto a la intimidad también son esenciales, sobre todo para los pacientes que puedan sentirse vulnerables o avergonzados por su enfermedad.

Por último, la higiene en los pacientes psiquiátricos no debe considerarse únicamente en términos de cuidados físicos, sino también como un elemento fundamental de su bienestar mental y social. Mantener una buena higiene personal contribuye a aumentar la autoestima y la autonomía de los pacientes, además de facilitar su integración social. Los pacientes que consiguen mantener una rutina de higiene regular pueden sentirse más seguros y cómodos en las interacciones sociales, lo que es crucial para su recuperación general. Por tanto, los cuidadores deben abordar la higiene no sólo como una tarea necesaria, sino también como una oportunidad para animar a los pacientes a cuidarse y recuperar cierto control sobre su vida cotidiana.

- Comportamiento de riesgo y falta de cooperación

Las conductas de riesgo y la falta de cooperación son retos importantes en el cuidado de pacientes en entornos psiquiátricos. Estos comportamientos pueden impedir el proceso de recuperación, poner en peligro la seguridad del paciente y de los demás y complicar la relación terapéutica entre el cuidador y el paciente. Comprender las causas subyacentes de estos comportamientos y adoptar estrategias adecuadas para gestionarlos es esencial para proporcionar una atención eficaz y mantener un entorno seguro y afectuoso.

Las conductas de riesgo en los pacientes psiquiátricos pueden adoptar muchas formas, desde autolesiones e intentos de suicidio hasta violencia hacia los demás o conductas impulsivas y peligrosas. Estos comportamientos suelen reflejar un intenso sufrimiento psicológico, sentimientos de desesperanza o síntomas incontrolados como alucinaciones o delirios. Por ejemplo, un paciente que padece esquizofrenia puede volverse violento bajo la influencia de voces que le ordenan defenderse de una amenaza imaginaria. Del mismo modo, un paciente en fase depresiva grave puede ponerse en peligro mediante autolesiones o intentos de suicidio, motivados por una profunda sensación de impotencia o desesperación.

La falta de cooperación, por otra parte, se manifiesta en la negativa del paciente a participar en la asistencia, a seguir las prescripciones médicas o a interactuar de forma constructiva con el equipo sanitario. Este comportamiento puede deberse a diversas causas, como la desconfianza en el personal médico, la falta de comprensión de la necesidad del tratamiento, los efectos secundarios desagradables de la medicación o la sensación de perder el control. Por ejemplo, un paciente que ya ha tenido experiencias traumáticas con el sistema sanitario puede negarse a tomar su medicación por miedo a los efectos secundarios o por falta de confianza en las intenciones de los cuidadores. La falta de cooperación también puede verse exacerbada por trastornos del pensamiento, como en el caso de la paranoia, en la que el paciente percibe a los cuidadores como enemigos en lugar de aliados.

La gestión de estos comportamientos de riesgo y falta de cooperación requiere un enfoque empático, paciente y centrado en el paciente. Es crucial que los cuidadores intenten comprender las motivaciones subyacentes a estos comportamientos en lugar de verlos simplemente como oposición o malicia. Por ejemplo, cuando un paciente se niega a tomar su medicación, en lugar de forzar su cumplimiento, es más eficaz hablar con él para entender sus miedos o reticencias, y trabajar juntos para encontrar soluciones que respeten su punto de vista. Esto puede incluir ajustar el tratamiento para minimizar los efectos secundarios, educarle sobre la importancia del tratamiento para su salud o buscar métodos alternativos de administración de la atención.

Establecer una relación de confianza es fundamental para fomentar la cooperación y reducir las conductas de riesgo. Los pacientes deben **sentirse** respetados, escuchados y comprendidos por sus cuidadores. Esto significa dedicarles tiempo, reconocer su punto de vista y validar sus sentimientos. Por ejemplo, un cuidador que se toma el tiempo necesario para explicar detalladamente los objetivos del tratamiento y responder a las preguntas del paciente, sin minimizar sus preocupaciones, refuerza la relación de confianza. Esta confianza puede, a su vez, animar a los pacientes a abrirse, expresar sus miedos y necesidades y participar más activamente en su plan de cuidados.

La aplicación de estrategias de gestión de crisis también es esencial para hacer frente a los comportamientos de riesgo. Éstas pueden incluir protocolos de prevención del suicidio, técnicas de desescalada para controlar los arrebatos violentos o intervenciones inmediatas en caso de comportamiento peligroso. Por ejemplo, en el caso de un paciente con alto riesgo de suicidio, puede ser necesario aumentar la vigilancia, retirar los objetos potencialmente peligrosos de su entorno y establecer un plan de crisis personalizado que incluya contactos de emergencia y técnicas tranquilizadoras. Estas medidas no son sólo reactivas, sino también preventivas, destinadas a minimizar los riesgos antes de que se conviertan en críticos.

El papel de la comunicación también es crucial. Los cuidadores deben ser capaces de comunicarse con claridad, calma y seguridad, incluso en situaciones tensas. Utilizar un lenguaje no amenazador ni acusador, aclarar los malentendidos y ofrecer alternativas a menudo puede calmar una situación potencialmente peligrosa. Por ejemplo, si un paciente se niega a seguir una directriz, el cuidador puede reformular la petición de un modo más aceptable para el paciente, explicándole las ventajas de la cooperación y haciendo hincapié en el respeto a la autonomía del paciente en el proceso de toma de decisiones.

Por último, es importante reconocer que la gestión de las conductas de riesgo y la falta de cooperación es un proceso continuo que requiere una adaptación constante. Los cuidadores deben ser flexibles y estar preparados para ajustar sus enfoques en función de los cambios en el estado del paciente y las respuestas a las intervenciones. Esto incluye también la necesidad de colaborar estrechamente con todo el equipo asistencial, incluidos psiquiatras, psicólogos y enfermeros, para elaborar planes de asistencia coherentes e integrados. Este enfoque colaborativo permite compartir observaciones, debatir las estrategias más eficaces y garantizar una atención fluida y coordinada.

Estrategias para gestionar la higiene personal

- Técnicas para fomentar la higiene en pacientes reticentes

Fomentar la higiene en pacientes reticentes es un reto habitual en los entornos psiquiátricos, donde diversos trastornos mentales pueden afectar a la motivación de los individuos y a su capacidad para mantener rutinas de autocuidado. Los pacientes pueden ser reacios a ocuparse de su higiene por muchas razones, que van desde la depresión profunda a la ansiedad, los trastornos cognitivos o los delirios. Para los cuidadores, es esencial comprender estas reticencias y aplicar técnicas adecuadas y empáticas para ayudar a los pacientes a adoptar y mantener prácticas de higiene regulares.

El primer paso para fomentar la higiene en los pacientes reacios es establecer una relación de confianza y comprensión. Los cuidadores deben dedicar tiempo a escuchar las preocupaciones de los pacientes y comprender las razones subyacentes de su reticencia. Por ejemplo, un paciente que sufre depresión puede evitar lavarse no porque no quiera, sino porque se siente agotado, abrumado por la tristeza o falto de motivación. Al reconocer la realidad de estos sentimientos y ofrecer un apoyo sin prejuicios, los cuidadores pueden empezar a construir una base de confianza que es crucial para fomentar un cambio positivo.

La introducción gradual de rutinas de higiene es otra técnica eficaz. Para un paciente al que las tareas de higiene le resulten abrumadoras, puede ser útil empezar con pasos pequeños y alcanzables, en lugar de exigirle inmediatamente una rutina completa. Por ejemplo, un cuidador puede sugerir a un paciente que se centre primero en una tarea sencilla, como cepillarse los dientes una vez al día, y luego introducir gradualmente otros aspectos de la higiene, como ducharse o cuidarse el pelo, a medida que el paciente se sienta más cómodo. Este enfoque gradual ayuda a evitar que el paciente se sienta abrumado y a construir poco a poco una rutina de higiene más completa.

La educación y la concienciación también son herramientas valiosas para fomentar la higiene. Algunos pacientes pueden no comprender del todo la importancia de la higiene para su salud física y mental. Los cuidadores pueden explicar, de forma sencilla y accesible, por qué el cuidado de la higiene es esencial, no sólo para prevenir enfermedades, sino también para mejorar la autoestima y fomentar el bienestar general. Por ejemplo, explicar a un paciente que lavarse con regularidad puede prevenir infecciones cutáneas y hacerle sentir más fresco y cómodo puede motivar un cambio de comportamiento. Al vincular la higiene a resultados concretos y positivos, los cuidadores pueden ayudar a los pacientes a ver estas prácticas como algo beneficioso y no como una obligación.

Crear un entorno higiénico es otra estrategia importante. Los cuidadores pueden garantizar que las instalaciones de higiene sean acogedoras, seguras y de fácil acceso. Para los pacientes con dificultades motoras o cognitivas pueden ser necesarias adaptaciones específicas, como instalar barras de apoyo en el baño, utilizar duchas manuales o proporcionar productos de higiene fáciles de usar. Por ejemplo, proporcionar un jabón fácil de sujetar para un paciente artrítico o un cepillo de dientes eléctrico para alguien con dificultades de coordinación puede hacer que la higiene sea más accesible y menos desalentadora.

El uso del refuerzo positivo también es una técnica eficaz para fomentar la higiene. Los cuidadores pueden reconocer y celebrar los esfuerzos del paciente, incluso los más pequeños, animándole y reforzando la idea de que cada paso dado es un progreso hacia un mayor bienestar. Por ejemplo, después de que un paciente se haya duchado o afeitado, el cuidador puede expresar su sincero agradecimiento por este esfuerzo diciendo: "Es muy bueno que te hayas cuidado hoy. Debes de sentirte mucho mejor". Este tipo de comentario positivo puede animar al paciente a seguir cuidándose, asociando la higiene con una sensación de logro y satisfacción.

Implicar a los pacientes en el proceso de toma de decisiones sobre su higiene también puede ser muy beneficioso. Los cuidadores pueden discutir con los pacientes qué aspectos de su rutina de higiene les resultan especialmente difíciles o desagradables, y luego trabajar juntos para encontrar soluciones. Por ejemplo, un paciente al que le resulte agotador ducharse puede preferir darse un baño o utilizar toallitas limpiadoras los días en que se sienta demasiado débil. Al implicar a los pacientes en estas decisiones, los cuidadores respetan su autonomía y les animan a implicarse más en su cuidado personal.

Por último, para algunos pacientes puede ser útil crear recordatorios visuales o rutinas estructuradas. Los pacientes con trastornos cognitivos, como la demencia, pueden beneficiarse de cuadros de rutinas, recordatorios escritos o alarmas que les guíen a lo largo de su jornada de higiene. Por ejemplo, una tabla en el baño que indique los pasos de la higiene matutina, como "cepillarse los dientes", "lavarse la cara" y "peinarse", puede ayudar a estructurar el día y hacer que estas tareas sean más accesibles y se olviden menos.

- Adaptar los cuidados higiénicos a las necesidades psicológicas

Adaptar los cuidados higiénicos a las necesidades psicológicas de los pacientes es una tarea esencial para los cuidadores en entornos psiquiátricos. Cada paciente presenta un conjunto único de retos y necesidades debido a su estado mental, lo que requiere un enfoque personalizado y empático para garantizar no sólo su salud física, sino también su bienestar psicológico. La higiene, mucho más que una simple rutina diaria, se convierte en un medio de intervención específica para mejorar la calidad de vida de los pacientes, respetando su dignidad y autonomía.

El primer paso para adaptar los cuidados de higiene a las necesidades mentales de un paciente es realizar una evaluación en profundidad de su estado mental, sus capacidades y sus preferencias. Ciertos trastornos mentales, como la depresión, la esquizofrenia o los trastornos de ansiedad, pueden dificultar, si no hacer **insuperable**, la realización de las tareas de higiene cotidianas. Por ejemplo, un paciente que sufre una depresión grave puede sentirse abrumado por una tarea tan sencilla como ducharse, debido al cansancio, la falta de motivación o un profundo sentimiento de desesperanza. En estos casos, es crucial que los cuidadores reconozcan estas dificultades no como negligencia u oposición, sino como síntomas de la enfermedad, que requieren la adaptación del plan de cuidados.

Para los pacientes que sufren esquizofrenia o trastornos psicóticos, puede ser necesario adaptar los cuidados higiénicos para tener en cuenta los delirios o las alucinaciones. Por ejemplo, un paciente puede ser reacio a lavarse porque cree que el agua está envenenada o que hay voces que le dicen que no se duche. En estas situaciones, es importante no forzar al paciente, sino trabajar para reducir sus temores mediante explicaciones tranquilizadoras y adaptando los cuidados para que sean más aceptables para él. Esto puede incluir el uso de toallitas para la **limpieza en seco** o la ayuda de un cuidador de confianza que pueda tranquilizar al paciente durante todo el proceso.

Para los pacientes con trastorno obsesivo-compulsivo (TOC), la adaptación de los cuidados higiénicos requiere un enfoque que evite reforzar los rituales compulsivos y, al mismo tiempo, garantice la limpieza necesaria. Por ejemplo, un paciente puede tener tendencia a lavarse las manos excesivamente por miedo a contaminarse. Los cuidadores deben ayudar a establecer límites claros y tranquilizadores, fomentando las prácticas higiénicas normales y ofreciendo al mismo tiempo técnicas de control de la ansiedad para reducir la necesidad de comportamientos compulsivos. Esto puede incluir ejercicios de respiración o distracción en momentos de gran ansiedad.

Los trastornos cognitivos, como los que se observan en la demencia o los trastornos neurocognitivos, presentan otra serie de retos para el cuidado de la higiene. Estos pacientes pueden olvidar cómo realizar las tareas básicas de higiene o no comprender la importancia de estas rutinas. En estos casos, los cuidadores a menudo necesitan proporcionar asistencia física y supervisión para garantizar que los cuidados de higiene se llevan a cabo correctamente. También es útil introducir recordatorios visuales o estructurar las rutinas de forma muy sencilla y repetitiva. Por ejemplo, un paciente con demencia podría beneficiarse de un cuadro de rutinas en el baño indicando los pasos a seguir, como "lavarse las manos", "cepillarse los dientes" y "peinarse", con dibujos que ilustren cada paso.

Para los pacientes que sufren traumas o trastornos del apego, los cuidados higiénicos pueden ser una fuente de ansiedad o angustia, debido a su vulnerabilidad física o a recuerdos asociados a experiencias traumáticas. En estos casos, los cuidadores deben ser especialmente sensibles y respetuosos con el espacio personal del paciente, dándole el mayor control posible sobre el proceso. Por ejemplo, se puede animar al paciente a que decida cuándo, dónde y cómo se le proporcionan los cuidados higiénicos, para que se sienta seguro y en control. La presencia de un cuidador de confianza, o la posibilidad de realizar los cuidados en privado, también pueden reducir la ansiedad.

Incorporar la higiene a las actividades diarias de forma creativa también puede ayudar a los pacientes a quienes las rutinas convencionales les resultan demasiado difíciles o aburridas. Por ejemplo, a un paciente al que le guste escuchar música se le puede animar a que escuche sus canciones favoritas mientras se ducha, haciendo que la experiencia sea más agradable y menos pesada. Del mismo modo, para un paciente al que le guste la naturaleza, un paseo al aire libre seguido de lavarse las manos con agua caliente puede ser una forma suave de introducir una rutina de higiene.

El enfoque de recompensa y motivación positiva también puede desempeñar un papel crucial a la hora de fomentar el cuidado de la higiene. Recompensar a los pacientes por sus esfuerzos, por modestos que sean, puede motivarles a mantener unas prácticas de higiene regulares. Por ejemplo, después de que un paciente se haya cuidado, los cuidadores pueden reconocer este esfuerzo con palabras alentadoras, un pequeño momento de placer o el permiso para participar en una actividad que le guste especialmente. Este refuerzo positivo asocia el cuidado de la higiene con sentimientos de éxito y bienestar, lo que puede ayudar a transformar una tarea difícil en una rutina más agradable y gratificante.

- Sensibilización y educación en higiene para los pacientes

La concienciación y la educación de los pacientes en materia de higiene son elementos esenciales de la atención en los entornos psiquiátricos, donde los trastornos mentales pueden comprometer a menudo la capacidad del individuo para mantener unas rutinas de higiene regulares. Estos esfuerzos educativos no se limitan a la simple transmisión de información, sino que pretenden implicar a los pacientes en un proceso de comprensión, aceptación e integración de las prácticas de higiene como parte integrante de su bienestar general. Al concienciar a los pacientes de la importancia de la higiene y educarles de forma adaptada a sus necesidades y capacidades, los cuidadores contribuyen a mejorar su salud física, su autoestima y su calidad de vida.

El punto de partida de cualquier enfoque de la educación sobre higiene es establecer una relación de confianza con el paciente. Antes de proponer cambios o recomendaciones, es crucial que los cuidadores se tomen el tiempo necesario para escuchar a los pacientes, comprender sus percepciones, creencias y las barreras a las que se enfrentan cuando se trata de la higiene. Algunos pacientes pueden tener ideas erróneas o temores específicos sobre la higiene, mientras que otros pueden simplemente carecer de motivación o de comprensión de su importancia. Al establecer una comunicación abierta y empática, los cuidadores pueden identificar los puntos de resistencia y adaptar su enfoque para que la educación sobre higiene sea más pertinente y aceptable para cada paciente.

La educación en higiene debe enfocarse de forma práctica y concreta, teniendo en cuenta las capacidades cognitivas y las preferencias de cada paciente. Para algunos, puede ser necesario simplificar la información y dividir las rutinas de higiene en pasos fáciles de seguir. Por ejemplo, en lugar de hablar en general de la importancia de lavarse con regularidad, los cuidadores pueden enseñar pasos concretos de una rutina de higiene, como "cepillarse los dientes por la mañana después de desayunar y por la noche antes de acostarse", o "lavarse las manos antes de comer y después de ir al baño". Estas instrucciones precisas ayudan a los pacientes a integrar la higiene en su vida diaria de forma más sistemática y menos abrumadora.

El uso de ayudas visuales y herramientas educativas puede facilitar enormemente la concienciación sobre la higiene. Los pacientes con dificultades de aprendizaje o problemas cognitivos pueden beneficiarse de diagramas, pictogramas o vídeos demostrativos que ilustren las distintas etapas del cuidado de la higiene. Por ejemplo, una tabla ilustrada expuesta en el cuarto de baño, que muestre los pasos necesarios para cepillarse los dientes o ducharse, puede servir de recordatorio visual y ayudar a los pacientes a recordar cada paso necesario. Estas ayudas visuales hacen que la información sea más accesible y fácil de recordar, convirtiendo el aprendizaje de la higiene en una actividad interactiva y atractiva.

También es importante explicar a los pacientes por qué la higiene es crucial, vinculando estas prácticas a beneficios concretos y tangibles para su salud y bienestar. Por ejemplo, los pacientes pueden estar más motivados para lavarse las manos con regularidad si comprenden que así se reduce el riesgo de infección, o para cuidar sus dientes si saben que así se previenen las caries y el dolor dental. Explicando los vínculos entre higiene y salud de forma sencilla y directa, los cuidadores pueden ayudar a los pacientes a ver estas prácticas como una forma de cuidarse y mejorar su calidad de vida, y no como una obligación impuesta.

La educación higiénica también debe incluir la gestión de cualquier resistencia o reticencia por parte de los pacientes. Algunos pacientes pueden sentir vergüenza, pudor o ansiedad ante los cuidados de higiene, sobre todo si tienen problemas psicológicos que afectan a la percepción de su cuerpo o de su limpieza. En estos casos, es esencial tratar estos sentimientos con sensibilidad, tranquilizando a los pacientes y ofreciéndoles soluciones adecuadas. Por ejemplo, si un paciente se siente demasiado vulnerable para ducharse en un entorno compartido, el cuidador puede sugerirle alternativas, como el uso de toallitas limpiadoras o la posibilidad de ducharse en un momento en que la intimidad esté garantizada. Respondiendo con flexibilidad y comprensión a las necesidades de los pacientes, los cuidadores pueden reducir la resistencia y fomentar un mayor cumplimiento de las prácticas de higiene.

La repetición y la rutina también desempeñan un papel fundamental en la integración de las prácticas de higiene. A menudo es necesario repetir la información y las acciones varias veces para que los pacientes puedan integrarlas en su vida cotidiana. Los cuidadores pueden ayudar a establecer rutinas regulares estructurando los días de los pacientes en torno a momentos fijos dedicados a la higiene. Por ejemplo, cepillarse sistemáticamente los dientes después de las comidas o limpiarse por la mañana antes del desayuno puede ayudar a los pacientes a desarrollar hábitos estables y regulares. La regularidad y previsibilidad de estas rutinas también pueden tener un efecto calmante en los pacientes que sufren ansiedad o trastornos del estado de ánimo.

Por último, es fundamental fomentar y recompensar los progresos de los pacientes en materia de higiene. Todo esfuerzo, por modesto que sea, debe reconocerse y alentarse con comentarios positivos. Esto puede aumentar la motivación de los pacientes y animarles a seguir esforzándose. Por ejemplo, un cuidador puede felicitar a un paciente por cuidarse diciendo: "Estoy orgulloso de que te hayas duchado hoy. Has hecho un gran trabajo". Este tipo de refuerzo positivo asocia el cuidado de la higiene con sentimientos de satisfacción y logro, lo que puede ayudar a establecer hábitos duraderos.

Capítulo 11
Seguridad asistencial y gestión de riesgos en psiquiatría

Asegurar el entorno de la atención psiquiátrica

- Evaluación de riesgos en la unidad de cuidados

La evaluación de riesgos en una unidad asistencial es una tarea crucial para garantizar la seguridad de los pacientes, del personal asistencial y del entorno asistencial en su conjunto. En un entorno psiquiátrico, donde los pacientes pueden mostrar un comportamiento impredecible o peligroso debido a su estado mental, esta evaluación adquiere una importancia especial. No sólo ayuda a prevenir incidentes críticos, sino también a adaptar los cuidados a las necesidades específicas de cada paciente, garantizando al mismo tiempo un entorno terapéutico seguro y propicio para la recuperación.

La evaluación de riesgos comienza en cuanto el paciente ingresa en la unidad asistencial. En esta fase, los cuidadores deben llevar a cabo una evaluación exhaustiva que tenga en cuenta la historia clínica del paciente, sus antecedentes conductuales y su estado mental actual. Para cuantificar el nivel inicial de riesgo pueden utilizarse herramientas de evaluación estandarizadas, como las escalas de riesgo de suicidio o de violencia. Por ejemplo, un paciente con antecedentes de intentos de suicidio o comportamiento agresivo requerirá un seguimiento más estrecho e intervenciones específicas para evitar que se repita. Esta evaluación inicial es esencial para elaborar un plan de cuidados personalizado que tenga en cuenta los riesgos identificados y establezca las medidas de seguridad adecuadas.

La evaluación del riesgo no es un proceso estático, sino dinámico y continuo. Los cuidadores deben reevaluar periódicamente el nivel de riesgo durante toda la estancia del paciente en la planta. Esto incluye una vigilancia constante para detectar signos de deterioro mental, cambios de comportamiento o reacciones a los tratamientos en curso. Por ejemplo, un paciente que reacciona mal a una nueva medicación podría mostrar signos de mayor agitación o paranoia, lo que requeriría una rápida reevaluación del riesgo de violencia. Estas reevaluaciones permiten detectar rápidamente cualquier cambio que pueda requerir una intervención inmediata para proteger al paciente y a los demás.

La colaboración interdisciplinar desempeña un papel fundamental en la evaluación de riesgos. El equipo asistencial, formado por psiquiatras, enfermeras, psicólogos y otros profesionales sanitarios, debe compartir sus observaciones y valoraciones para obtener una visión global del paciente. Cada miembro del equipo puede aportar perspectivas diferentes que enriquezcan la evaluación global. Por ejemplo, una enfermera puede notar cambios sutiles en el comportamiento cotidiano del paciente, mientras que un psicólogo puede identificar signos más profundos de angustia emocional durante las sesiones de terapia. Trabajando juntos, estas observaciones pueden combinarse para ajustar los planes de atención en consecuencia.

El entorno físico de la unidad asistencial también debe tenerse en cuenta a la hora de evaluar los riesgos. La distribución de los espacios, la disposición del mobiliario, el acceso a objetos potencialmente peligrosos y la seguridad de las instalaciones son factores que pueden influir en la seguridad de los pacientes y del personal. Por ejemplo, en un pabellón psiquiátrico es esencial reducir al mínimo el acceso a objetos punzantes, cuerdas o sustancias tóxicas que podrían utilizarse en intentos de suicidio o para herir a otras personas. Del mismo modo, el diseño de las habitaciones y las zonas comunes debe favorecer la vigilancia, respetando al mismo tiempo la intimidad de los pacientes. Debe prestarse especial atención a la seguridad de ventanas, puertas y otros puntos de acceso para evitar intentos de fuga.

La evaluación de riesgos también incluye la gestión de situaciones de emergencia. Los cuidadores deben estar formados para reconocer rápidamente los signos de crisis inminente, como un aumento repentino de la agitación, amenazas verbales o comportamientos autodestructivos. Deben existir protocolos de intervención para gestionar estas situaciones con eficacia y seguridad. Por ejemplo, si un paciente se vuelve violento de repente, el personal debe saber utilizar técnicas verbales de desescalada y, si es necesario, aplicar medidas de contención en estricto cumplimiento de los procedimientos de seguridad y los derechos del paciente. La capacidad de intervenir rápida y adecuadamente es esencial para minimizar los riesgos y evitar que la situación se agrave.

Además de las intervenciones inmediatas, la evaluación de riesgos también debe tener en cuenta los factores a largo plazo que pueden influir en la seguridad del paciente. Por ejemplo, las transiciones entre distintos tipos de atención (como el paso de una sala cerrada a una abierta o la preparación para el alta hospitalaria) requieren una evaluación cuidadosa de los riesgos asociados. Es importante anticiparse a los retos que el paciente puede encontrar fuera del entorno seguro de la sala, como el riesgo de recaída o de conductas de riesgo tras el alta. Esto puede implicar la puesta en marcha de planes de seguimiento rigurosos, la coordinación con los servicios de apoyo comunitarios o la implicación de los familiares para garantizar una transición fluida.

Por último, la evaluación de riesgos debe documentarse rigurosamente. Esta documentación es crucial para garantizar la continuidad asistencial, fundamentar futuras decisiones clínicas y servir de base para la mejora continua de las prácticas de la unidad. Por ejemplo, si se llevan registros detallados de los incidentes, las evaluaciones de riesgos y las intervenciones realizadas, los cuidadores pueden analizar las tendencias, identificar los puntos débiles del sistema y ajustar los protocolos para mejorar la seguridad. Además, esta documentación permite comunicar claramente los riesgos identificados a todos los miembros del equipo, garantizando una atención coherente y coordinada.

- Medidas de seguridad para prevenir accidentes e incidentes

Las medidas de seguridad para prevenir accidentes e incidentes en el entorno asistencial son de vital importancia, sobre todo en los pabellones psiquiátricos, donde los pacientes pueden mostrar un comportamiento impredecible o arriesgado debido a su estado mental. La aplicación de protocolos de seguridad rigurosos, adaptados a las características específicas de los pacientes y del entorno asistencial, contribuye a minimizar los riesgos y a crear un entorno seguro para los pacientes, el personal asistencial y los visitantes. Estas medidas no son sólo herramientas preventivas, sino también elementos esenciales para garantizar una asistencia de calidad, centrada en el bienestar y la protección de todos.

Una de las primeras medidas de seguridad es evaluar los riesgos en cuanto los pacientes ingresan en la unidad asistencial. Cada paciente debe someterse a una evaluación exhaustiva para identificar comportamientos potencialmente peligrosos, como tendencias suicidas, agresiones o autolesiones. Esta evaluación sirve para determinar el nivel de vigilancia necesario y poner en marcha medidas específicas para prevenir incidentes. Por ejemplo, un paciente con alto riesgo de suicidio puede requerir una vigilancia constante, la retirada de objetos peligrosos de su habitación y la restricción del acceso a determinadas zonas de la unidad. Esta vigilancia desde el principio es crucial para prevenir accidentes.

El diseño del entorno físico de la unidad también desempeña un papel clave en la prevención de accidentes e incidentes. Es esencial que los espacios se diseñen de forma que se minimicen los riesgos, teniendo en cuenta las características específicas de los pacientes. Por ejemplo, las unidades psiquiátricas deben estar equipadas con muebles sólidos, sin bordes afilados y fijados al suelo para evitar un uso inadecuado. Las puertas de los dormitorios y cuartos de baño deben estar diseñadas para evitar intentos de autolesión, con sistemas de cierre seguros y ventanas irrompibles. Además, los cuidadores deben asegurarse de que el acceso a artículos potencialmente peligrosos, como productos químicos, medicamentos u objetos afilados, esté estrictamente controlado y limitado. Al crear un entorno seguro, se reduce considerablemente la posibilidad de que se produzcan incidentes ambientales.

La formación del personal sanitario es otro componente esencial de las medidas de seguridad. Los cuidadores deben recibir formación sobre técnicas de gestión de crisis, el uso de protocolos de seguridad y la forma de reconocer las señales de advertencia de comportamientos de riesgo. Por ejemplo, saber cómo calmar una situación tensa utilizando la comunicación no violenta o cómo intervenir en caso de intento de suicidio es crucial para prevenir incidentes graves. La formación periódica mantiene a los cuidadores al día de las mejores prácticas en materia de seguridad y gestión de riesgos, mejorando su capacidad de responder con rapidez y eficacia cuando es necesario.

La vigilancia constante y la observación cuidadosa de los pacientes son también medidas de seguridad esenciales. Los cuidadores deben permanecer atentos a los cambios de comportamiento, los signos de agitación o cualquier indicio de deterioro del estado mental. Por ejemplo, un paciente que de repente se vuelve silencioso o se retira de las actividades sociales puede estar preparándose para intentar huir o suicidarse. Al detectar estas señales tempranas, los cuidadores pueden intervenir antes de que la situación empeore. Además, el uso de tecnologías de vigilancia, como cámaras en zonas comunes o dispositivos de alarma, puede complementar la vigilancia humana y garantizar un seguimiento continuo, incluso en zonas donde la presencia física de los cuidadores es limitada.

Establecer protocolos claros para gestionar situaciones de emergencia es otra medida de seguridad esencial. Estos protocolos deben establecer los pasos a seguir en caso de crisis, como una agresión, un intento de fuga o una urgencia médica. Por ejemplo, en caso de agresión física, los cuidadores deben saber cómo proteger a otros pacientes, utilizar técnicas de contención de forma ética y segura, y pedir ayuda inmediata si es necesario. Estos protocolos deben ser bien conocidos por todo el personal y revisarse periódicamente para garantizar que siguen siendo pertinentes y eficaces.

La comunicación dentro del equipo sanitario también es un elemento clave para prevenir incidentes. El intercambio transparente y periódico de información entre los miembros del equipo garantiza que todos conozcan los riesgos específicos asociados a cada paciente y las medidas de seguridad aplicadas. Por ejemplo, en las reuniones de traspaso de responsabilidades, los cuidadores deben hablar del comportamiento reciente del paciente, de los ajustes necesarios en los protocolos de seguridad y de cualquier otra información relevante que pueda influir en los cuidados. Esta comunicación fluida es esencial para garantizar una respuesta coherente y coordinada a los riesgos identificados.

Por último, implicar a los pacientes en su propia seguridad también puede ayudar a prevenir incidentes. Siempre que sea posible, es beneficioso informar a los pacientes de las razones de las medidas de seguridad e implicarlos en la aplicación de su plan de cuidados. Por ejemplo, explicar a un paciente por qué se aplican determinadas restricciones y cómo contribuyen a su seguridad puede ayudar a reducir la oposición y fomentar la cooperación. Además, es más probable que los pacientes que se sienten escuchados y respetados informen ellos mismos de situaciones potencialmente peligrosas o pidan ayuda si la necesitan.

- Planificación del espacio para maximizar la seguridad

El diseño del espacio para maximizar la seguridad es un componente esencial del diseño y la gestión de las unidades asistenciales, sobre todo en las instituciones psiquiátricas, donde los pacientes pueden mostrar comportamientos impredecibles o de riesgo. Un entorno bien diseñado contribuye no sólo a la protección física de los pacientes y el personal, sino también a la creación de un ambiente terapéutico propicio para la recuperación. Por tanto, la distribución del espacio debe diseñarse para prevenir incidentes, facilitar la vigilancia, respetar la dignidad de los pacientes y favorecer su bienestar general.

El primer principio que debe tenerse en cuenta al diseñar el espacio es la prevención de accidentes mediante la eliminación o reducción de elementos potencialmente peligrosos. Los espacios deben despejarse de cualquier objeto o material que pueda ser utilizado de forma inadecuada por los pacientes en crisis. Por ejemplo, los muebles de las habitaciones y zonas comunes deben ser sólidos, con esquinas redondeadas para evitar lesiones en caso de caída o acción impulsiva. Los espejos irrompibles, las ventanas reforzadas y los sistemas de iluminación seguros también son esenciales para prevenir el riesgo de autolesiones o violencia.

Las zonas de circulación deben estar despejadas y ser fácilmente accesibles para reducir el riesgo de caídas o colisiones, sobre todo en el caso de pacientes con deficiencias motoras o cognitivas. Los pasillos deben ser lo suficientemente anchos como para que el personal y los pacientes puedan pasar fácilmente, incluso en caso de emergencia. Los suelos deben ser antideslizantes, y deben instalarse pasamanos en las zonas donde sea necesario, como en los baños o cerca de las escaleras. Además, es crucial asegurarse de que todo el equipo médico o de seguridad sea accesible al personal y esté protegido para impedir su uso no autorizado por los pacientes.

La disposición de las zonas también debe facilitar la vigilancia respetando la intimidad de los pacientes. Por ejemplo, las zonas comunes, como salones, comedores o salas de terapia, deben situarse de modo que sean fácilmente visibles desde los puestos de atención o las zonas de tránsito. Esto permite al personal vigilar discretamente las interacciones de los pacientes y reaccionar con rapidez ante cualquier problema. Al mismo tiempo, es importante respetar la intimidad de los pacientes, sobre todo en sus habitaciones, garantizando que estos espacios ofrezcan cierto grado de confidencialidad y permitiendo al mismo tiempo una vigilancia adecuada, por ejemplo a través de puertas con ventanas de cristal reforzado o dispositivos electrónicos de control no intrusivos.

Las habitaciones de los pacientes deben organizarse cuidadosamente para maximizar la seguridad y crear al mismo tiempo un entorno relajante. Las habitaciones deben estar libres de elementos que puedan suponer un riesgo, como cables, barras colgantes u objetos punzantes. Los muebles deben estar fijados al suelo para evitar un uso inadecuado. Además, las camas deben colocarse de forma que se evite cualquier riesgo de caída, con colchones de seguridad si es necesario. La elección de colores, materiales e iluminación de las habitaciones también debe contribuir a crear un ambiente tranquilo y tranquilizador, que puede ayudar a reducir la ansiedad de los pacientes y prevenir comportamientos de riesgo.

Las zonas al aire libre, cuando las haya, también deben diseñarse teniendo en cuenta la seguridad. Los jardines o patios terapéuticos pueden ofrecer importantes beneficios para el bienestar de los pacientes, ya que proporcionan acceso a la naturaleza y al aire fresco. Sin embargo, estos espacios deben estar vallados para evitar intentos de fuga, y las plantas o estructuras deben seleccionarse para evitar cualquier riesgo de toxicidad o lesión. Los bancos, caminos y puntos de agua deben diseñarse de forma que sean seguros y accesibles para todos los pacientes, incluidos aquellos con limitaciones físicas.

La disposición de las zonas también debe tener en cuenta la gestión de crisis y emergencias. Debe haber zonas de contención seguras, pero no traumáticas, para tratar a los pacientes en crisis de forma respetuosa y segura. Estas zonas deben estar equipadas con el material adecuado para garantizar la seguridad y minimizar el estrés del paciente. Además, los planes de evacuación de emergencia deben estar claramente definidos, con salidas de fácil acceso y zonas de reunión seguras donde reunir a los pacientes en caso necesario.

Por último, la distribución del espacio debe fomentar la autonomía de los pacientes en la medida de lo posible, teniendo en cuenta sus necesidades y capacidades específicas. Por ejemplo, las zonas comunes deben estar diseñadas para fomentar las actividades sociales y la interacción, al tiempo que ofrecen zonas más tranquilas para quienes necesitan paz y sosiego. Los cuartos de baño pueden equiparse con dispositivos de asistencia, como pasamanos o duchas accesibles, para que los pacientes puedan mantener su independencia sin correr riesgos. La distribución también debe incluir espacios para actividades terapéuticas, como talleres de arte, salas deportivas o zonas de relajación, que contribuyen al bienestar psicológico de los pacientes.

Protocolos de seguridad y procedimientos de emergencia

- Gestión de crisis y protocolos de evacuación

Los protocolos de gestión de crisis y evacuación son fundamentales para la seguridad y la calidad de la atención psiquiátrica. El objetivo de estos protocolos es preparar al personal sanitario para responder con rapidez, eficacia y seguridad a situaciones de emergencia, como crisis violentas, intentos de suicidio, incendios u otros incidentes graves. Mediante la implantación de procedimientos claros y eficaces, los centros sanitarios no sólo pueden minimizar los riesgos para los pacientes y el personal, sino también garantizar que las personas en peligro reciban una atención adecuada y respetuosa.

La gestión de crisis, ya se trate de comportamientos violentos, ataques agudos de ansiedad o episodios psicóticos, requiere una preparación rigurosa y un alto nivel de capacidad de respuesta por parte de los cuidadores. El objetivo principal de los protocolos de gestión de crisis es garantizar la seguridad de todas las personas implicadas, incluidos el paciente en crisis, los demás pacientes, el personal y los visitantes. Ante los primeros signos de crisis, los cuidadores deben ser capaces de reconocer la situación y aplicar medidas de desescalada para intentar calmar al paciente. Estas medidas pueden incluir utilizar un tono de voz tranquilizador, establecer una distancia física segura y proporcionar un espacio más tranquilo para ayudar al paciente a recuperar el control de sus emociones.

Cuando una crisis no puede ser aplacada por medios verbales o no coercitivos, los protocolos prevén el uso de medidas más directas, como la contención física o química, respetando siempre los principios éticos y legales. La contención, ya sea física o medicamentosa, debe utilizarse como último recurso, sólo cuando el paciente represente un peligro inmediato para sí mismo o para los demás. Los protocolos deben especificar las técnicas de contención que se van a utilizar, la duración máxima de la intervención y las condiciones en las que debe reevaluarse. Por ejemplo, a un paciente en crisis psicótica que se vuelve violento se le puede sujetar temporalmente de forma segura, mientras se le vigila de cerca para evaluar la necesidad de continuar o ajustar la intervención.

Los protocolos de gestión de crisis también incluyen directrices para coordinarse con los servicios de emergencia externos, como los servicios de salud mental de urgencia, la policía o los servicios médicos de urgencia, en caso de una situación especialmente grave. Por ejemplo, si un paciente en crisis no puede ser controlado con seguridad en la sala, los cuidadores deben saber cómo ponerse rápidamente en contacto con los servicios de emergencia, facilitar información clara y precisa sobre la situación y cooperar para garantizar que el paciente sea trasladado con seguridad a un entorno más adecuado.

Además de los protocolos de gestión de crisis, los establecimientos deben contar con protocolos de evacuación bien definidos para hacer frente a situaciones de emergencia que requieran una evacuación rápida, como un incendio, una fuga de gas u otra amenaza ambiental. Estos protocolos deben ser conocidos por todo el personal y ponerse a prueba periódicamente mediante simulacros de evacuación para garantizar que todo el mundo sabe exactamente qué hacer en caso de emergencia.

Los protocolos de evacuación deben incluir planes de evacuación claramente expuestos en todas las áreas de la unidad, indicando las salidas de emergencia, las rutas de evacuación y los puntos de reunión de emergencia. El personal debe estar formado para ayudar a los pacientes a evacuar de forma ordenada y segura, teniendo en cuenta las necesidades específicas de los pacientes más vulnerables, como los que tienen problemas de movilidad o cognitivos. Por ejemplo, un cuidador debe saber cómo utilizar los dispositivos de evacuación para pacientes en silla de ruedas, o cómo calmar a un paciente ansioso durante una evacuación.

La comunicación desempeña un papel crucial en la eficacia de los protocolos de gestión de crisis y evacuación. El personal debe ser capaz de comunicarse rápida y eficazmente entre sí, así como con los pacientes, para coordinar las acciones necesarias. Debe disponerse de sistemas de alarma, comunicación por radio u otros dispositivos para alertar inmediatamente a todo el personal en caso de crisis o necesidad de evacuación. Por ejemplo, puede utilizarse un código de emergencia específico para señalar discretamente una situación de crisis, lo que permite al personal prepararse e intervenir sin alarmar a los demás pacientes.

Los ejercicios de simulación son también una parte esencial de la aplicación de los protocolos de gestión de crisis y evacuación. Estos simulacros permiten al personal practicar los procedimientos en un entorno controlado, detectar los puntos débiles de los protocolos y garantizar que todos estén preparados para reaccionar adecuadamente en caso de emergencia real. Por ejemplo, un ejercicio de evacuación puede revelar obstáculos imprevistos en las rutas de evacuación, o un simulacro de crisis puede poner de manifiesto la necesidad de formación adicional para determinados miembros del personal. Estos ejercicios periódicos garantizan que los protocolos no sean sólo teóricos, sino también aplicables y eficaces en la práctica.

Por último, después de cada crisis o evacuación real, es esencial llevar a cabo un debriefing para evaluar la gestión del suceso, identificar lo que salió bien y determinar las áreas que requieren mejoras. Esta información es crucial para perfeccionar los protocolos existentes, mejorar la formación del personal y reforzar la preparación de la unidad para futuros incidentes. Por ejemplo, un debriefing puede revelar que la comunicación entre los equipos podría mejorarse o que ciertos aspectos de la evacuación podrían acelerarse.

- Gestión de objetos peligrosos y sustancias ilegales

La gestión de objetos peligrosos y sustancias ilícitas en el entorno asistencial, especialmente en psiquiatría, es una tarea crucial para garantizar la seguridad de los pacientes, del personal asistencial y del entorno asistencial en su conjunto. Debido a la vulnerabilidad y diversidad de los trastornos mentales de los pacientes, es imperativo establecer procedimientos rigurosos para controlar, limitar y supervisar el acceso a todo lo que pueda representar una amenaza. Esta gestión debe ser a la vez proactiva, para prevenir incidentes, y reactiva, para intervenir rápidamente en caso de descubrimiento o utilización de objetos o sustancias peligrosas.

Uno de los primeros pasos en esta gestión es la evaluación inicial de riesgos cuando los pacientes ingresan. A su llegada a la unidad, los pacientes deben ser sometidos a un registro discreto pero minucioso, respetando su dignidad, para asegurarse de que no traen objetos peligrosos o sustancias ilegales. Este registro puede incluir una inspección de sus pertenencias personales, como bolsos, ropa y objetos traídos del exterior. Los cuidadores deben estar formados para llevar a cabo estas inspecciones de forma respetuosa, explicando claramente a los pacientes el motivo del procedimiento y obteniendo su consentimiento siempre que sea posible. Esta transparencia ayuda a minimizar la ansiedad del paciente y a evitar confrontaciones innecesarias.

Los objetos potencialmente peligrosos, como cuchillas de afeitar, cuchillos, encendedores o incluso ciertos tipos de medicamentos, deben confiscarse y guardarse en zonas seguras, accesibles únicamente al personal autorizado. En algunos casos, los objetos personales pueden autorizarse en determinadas condiciones, por ejemplo, el uso de maquinillas de afeitar bajo supervisión. Sin embargo, estas decisiones deben tomarse caso por caso, teniendo en cuenta la evaluación de riesgos de cada paciente. Por ejemplo, a un paciente sin antecedentes de comportamiento autodestructivo se le podría autorizar el uso de una maquinilla de afeitar eléctrica bajo supervisión, mientras que a uno con un riesgo mayor se le podría ofrecer una alternativa menos arriesgada, como el uso de tijeras de punta redonda para afeitarse.

Las sustancias ilícitas, como las drogas y el alcohol, representan otro peligro importante en los pabellones psiquiátricos. Su introducción y consumo no sólo comprometen el tratamiento de los pacientes, sino que también pueden desencadenar comportamientos violentos o peligrosos. Las unidades deben contar con políticas estrictas para evitar la introducción de estas sustancias, que incluyan inspecciones periódicas de las habitaciones, controles aleatorios y una mayor vigilancia de las visitas. Por ejemplo, las visitas pueden organizarse en zonas comunes donde el personal pueda vigilar discretamente las interacciones para asegurarse de que no se intercambia nada inapropiado. Además, los pacientes que abandonan temporalmente el centro deben ser reevaluados a su regreso para asegurarse de que no han introducido sustancias ilegales procedentes del exterior.

Si se descubren objetos peligrosos o sustancias ilegales, es esencial dar una respuesta rápida y adecuada. Los cuidadores deben asegurar inmediatamente el objeto o la sustancia, minimizando el riesgo para ellos mismos y para los demás pacientes. Por ejemplo, si se encuentra a un paciente en posesión de un arma improvisada, el personal debe intentar primero desescalar la situación hablando, utilizando técnicas de desescalada para persuadir al paciente de que entregue el objeto pacíficamente. Si la situación no puede resolverse verbalmente, puede ser necesario adoptar medidas más directas, siguiendo siempre los protocolos de seguridad vigentes.

Las sustancias ilícitas descubiertas deben retirarse inmediatamente y guardarse bajo llave, con un registro detallado del incidente, que incluya la cantidad, el tipo de sustancia y las circunstancias del descubrimiento. Este registro es crucial no sólo para la seguridad inmediata, sino también para cualquier investigación o seguimiento necesarios por parte de las autoridades competentes. Dependiendo de la naturaleza de la sustancia y de las circunstancias, puede ser necesario informar del incidente a la policía, respetando las normas de confidencialidad y protección de los derechos de los pacientes.

La formación continua del personal es un aspecto clave de la gestión de objetos peligrosos y sustancias ilícitas. Los cuidadores deben recibir formación periódica sobre técnicas de búsqueda, reconocimiento de objetos ocultos o comportamientos sospechosos y protocolos de respuesta en caso de descubrimiento. También deben ser conscientes de los métodos de desescalada para hacer frente a situaciones en las que un paciente podría reaccionar agresivamente a la confiscación de sus pertenencias personales. Por ejemplo, pueden organizarse talleres de simulación para que el personal practique la gestión de estas situaciones delicadas en un entorno controlado.

También es importante crear una cultura de vigilancia y colaboración dentro de la unidad asistencial. Debe animarse al personal a compartir cualquier observación o sospecha sobre la seguridad, ya sea sobre un paciente en particular o sobre el entorno de trabajo. Por ejemplo, una enfermera que observe un comportamiento inusual en un paciente, como una agitación repentina o un intento de encubrirse, debe sentirse libre de comunicarlo inmediatamente, sin temor a repercusiones. Esta cultura de vigilancia colectiva contribuye a crear un entorno asistencial más seguro y receptivo.

Por último, es fundamental implicar a los propios pacientes en la gestión de la seguridad, explicándoles las razones de las medidas aplicadas y animándoles a participar activamente en la creación de un entorno seguro para todos. Esto puede incluir debates sobre los peligros potenciales de objetos o sustancias ilícitas, y sobre cómo cada uno puede contribuir a la seguridad colectiva. Por ejemplo, se pueden organizar grupos de discusión para debatir estas cuestiones y permitir a los pacientes expresar cualquier preocupación o sugerencia que puedan tener sobre la seguridad en la sala.

- El papel del auxiliar de enfermería en la aplicación de protocolos

El papel del auxiliar de enfermería en la aplicación de protocolos en el entorno asistencial, especialmente en psiquiatría, es central y esencial. Los auxiliares de cuidados están a menudo en primera línea, en contacto directo y constante con los pacientes, lo que les confiere una gran responsabilidad en la aplicación de los protocolos de cuidados, seguridad y gestión de emergencias. Su papel no se limita a la realización de tareas técnicas, sino que se extiende a la supervisión, la prevención y la contribución al bienestar general de los pacientes. La aplicación de los protocolos por parte de los auxiliares asistenciales es esencial para garantizar la calidad de los cuidados y la seguridad dentro del establecimiento.

Una de las principales responsabilidades de los auxiliares en la aplicación de los protocolos es la observación y el seguimiento continuo de los pacientes. Al estar en contacto directo con ellos a lo largo del día, los auxiliares están bien situados para detectar signos precoces de angustia, cambios de comportamiento o crisis. Por ejemplo, pueden notar variaciones sutiles en el estado de ánimo de un paciente, comportamientos inusuales o signos físicos que podrían indicar un deterioro de su estado de salud. Estas observaciones son cruciales **para** activar los protocolos de gestión de riesgos o alertar a otros miembros del equipo asistencial para que intervengan rápidamente y eviten incidentes.

Como parte de los cuidados cotidianos, los auxiliares de cuidados también desempeñan un papel clave en la aplicación de protocolos de higiene y seguridad. Son responsables de ayudar a los pacientes en las tareas de higiene personal, al tiempo que cumplen los protocolos establecidos para prevenir infecciones, gestionar los riesgos asociados a comportamientos autodestructivos o vigilar el estado general de los pacientes. Por ejemplo, un auxiliar asistencial debe asegurarse de que un paciente con riesgo de autolesionarse no tenga acceso a objetos punzantes cuando vaya al baño, al tiempo que le presta apoyo para realizar las tareas de higiene con seguridad. Esta vigilancia es esencial para garantizar que los cuidados higiénicos se desarrollen en un entorno seguro y adaptado a las necesidades específicas de cada paciente.

El auxiliar de enfermería también desempeña un papel crucial en la gestión de los medicamentos y el seguimiento del tratamiento, aunque bajo la supervisión de enfermeras y médicos. Pueden encargarse de recordar a los pacientes que tomen su medicación, vigilar el cumplimiento del tratamiento y observar los posibles efectos secundarios. Por ejemplo, si un auxiliar observa que un paciente experimenta síntomas inusuales después de tomar un medicamento, como somnolencia excesiva o temblores, debe informar inmediatamente a la enfermera responsable para que se tomen las medidas oportunas. Esta estrecha vigilancia permite detectar rápidamente cualquier problema relacionado con el tratamiento y ajustar los protocolos en consecuencia.

Además de aplicar los protocolos de seguridad, los auxiliares asistenciales también participan en la prevención de accidentes e incidentes en el entorno asistencial. Son responsables de garantizar que el entorno de la unidad sea seguro, asegurándose de que los pasillos estén despejados, las puertas de seguridad estén bien cerradas y los equipos se utilicen adecuadamente. Además, deben estar formados en protocolos de gestión de objetos peligrosos y sustancias ilegales, sabiendo identificar y gestionar estos riesgos. Por ejemplo, si un asistente sanitario descubre un objeto potencialmente peligroso en la habitación de un paciente, debe saber cómo confiscarlo de forma segura e informar de ello de acuerdo con los procedimientos establecidos.

Los auxiliares de enfermería también están en el centro de la aplicación de protocolos de emergencia, como los relativos a la gestión de crisis o la evacuación en caso de incidente grave. Cuando se produce una crisis, el auxiliar de enfermería suele ser uno de los primeros en intervenir para intentar apaciguar la situación o aplicar las primeras medidas de seguridad. Por ejemplo, en el caso de un paciente que de repente se vuelve agresivo, el auxiliar de cuidados debe saber utilizar técnicas de desescalada para calmar al paciente, al tiempo que pide refuerzos si es necesario. Si es necesaria una evacuación, el auxiliar asistencial también debe conocer las vías de evacuación, cómo ayudar a los pacientes con necesidades especiales y contribuir a que la evacuación se produzca de forma ordenada y segura.

Otro aspecto importante de la función del auxiliar de cuidados es la comunicación y la colaboración con todo el equipo asistencial. Además de cumplir los protocolos, los auxiliares de cuidados deben participar activamente en la transmisión de información entre los distintos miembros del equipo. Durante las reuniones de transmisión, aportan valiosas observaciones sobre el estado de los pacientes, los incidentes ocurridos y las necesidades específicas de cuidados. Esta comunicación fluida es esencial para garantizar una atención coherente y coordinada, que permita a cada miembro del equipo conocer los protocolos establecidos y aplicarlos eficazmente.

Por último, la formación continua de los auxiliares asistenciales es esencial para que apliquen los protocolos con competencia y confianza. Los cuidadores deben recibir formación periódica sobre nuevos procedimientos, técnicas de gestión de crisis, manejo de equipos de seguridad y protocolos específicos de su unidad. Esta formación les permite mantenerse al día de las mejores prácticas y mejorar constantemente sus competencias. Por ejemplo, los simulacros de emergencia o los talleres de gestión de riesgos pueden ayudar a los asistentes sanitarios a reforzar su capacidad de reaccionar adecuadamente en situaciones estresantes o críticas.

Conclusión
Un compromiso humano con la psiquiatría

- Resumen de las competencias y conocimientos adquiridos

La síntesis de las competencias y conocimientos adquiridos es un momento clave en la carrera profesional de cualquier cuidador, y más concretamente para los auxiliares de cuidados en un entorno psiquiátrico. Este proceso de síntesis no se limita a un simple resumen de lo aprendido a lo largo del tiempo, sino que pretende integrar todas las competencias, el saber hacer y los conocimientos acumulados de forma coherente y ponderada. Esta integración refuerza la práctica profesional, mejora la calidad de los cuidados prestados y contribuye al desarrollo personal y profesional continuo.

Las competencias técnicas y clínicas adquiridas durante la formación y la experiencia en el puesto de trabajo constituyen la base de la práctica del auxiliar de cuidados. Estas competencias incluyen el dominio de gestos técnicos básicos, como los cuidados de higiene, la ayuda a la movilidad, el control de las constantes vitales y el apoyo en los actos de la vida diaria. En un entorno psiquiátrico, estas tareas adquieren una dimensión particular, exigiendo una adaptación constante a las necesidades psíquicas de los pacientes. Por ejemplo, saber prestar cuidados higiénicos a un paciente que sufre ansiedad grave o delirios requiere no sólo un dominio técnico, sino también la capacidad de comunicarse de forma tranquilizadora y de adaptar la intervención al estado emocional del paciente.

El conocimiento teórico de las patologías psiquiátricas, los tratamientos y los efectos de las distintas intervenciones también es crucial. Un conocimiento profundo de trastornos mentales como la esquizofrenia, la depresión, el trastorno bipolar y los trastornos de ansiedad permite a los auxiliares de cuidados anticiparse a las reacciones de los pacientes, reconocer los signos de angustia o crisis y aplicar adecuadamente los protocolos de cuidados. Por ejemplo, saber que un paciente que padece esquizofrenia puede sufrir alucinaciones auditivas permite al cuidador responder adecuadamente, evitando contradecir directamente las percepciones del paciente y garantizando al mismo tiempo su seguridad.

La capacidad de aplicar protocolos de seguridad, de gestión de crisis y de prevención de riesgos forma parte integrante de las competencias esenciales del auxiliar de enfermería. Estos protocolos, a menudo desarrollados en respuesta a situaciones específicas encontradas en entornos psiquiátricos, deben aplicarse con rigor y discernimiento. Por ejemplo, en caso de crisis violenta, el auxiliar de cuidados debe saber utilizar técnicas de desescalada, aplicar medidas de contención como último recurso y trabajar eficazmente con el resto del equipo para gestionar la situación con seguridad y respeto. La síntesis de estas habilidades es la capacidad de reaccionar rápida y adecuadamente respetando los derechos y la dignidad de los pacientes.

Las habilidades relacionales y de comunicación son otro pilar fundamental de la práctica del auxiliar de enfermería. Trabajar en un entorno psiquiátrico requiere mucha capacidad de escucha, empatía y habilidades de comunicación adaptadas a las características específicas de cada paciente. Por ejemplo, saber cómo entablar una conversación con un paciente deprimido para animarle a expresar sus emociones, o cómo utilizar un lenguaje sencillo y tranquilizador con un paciente ansioso, es esencial para establecer una relación de confianza. Esta confianza es la base del éxito de cualquier intervención y condiciona la eficacia de la atención prestada.

La síntesis de los conocimientos adquiridos incluye también la integración de los principios éticos y deontológicos en la práctica diaria. Los asistentes sanitarios deben navegar constantemente entre el respeto de la autonomía de los pacientes, la protección de su salud y la garantía de su seguridad. Por ejemplo, respetar los deseos de un paciente al tiempo que se garantiza que no se pone en peligro puede requerir decisiones complejas y matizadas. La capacidad de integrar estos principios éticos en las decisiones cotidianas demuestra madurez profesional y compromiso con una práctica respetuosa y solidaria.

La reflexión crítica y la autoevaluación son también elementos clave en la síntesis de competencias y conocimientos. Ser capaz de dar un paso atrás en las propias prácticas, identificar los puntos fuertes y las áreas de mejora, y aceptar comentarios constructivos es esencial para el desarrollo profesional continuo. Por ejemplo, después de gestionar una situación de crisis, el auxiliar de cuidados puede reflexionar sobre lo que funcionó bien y lo que podría mejorarse para futuras intervenciones. Esta capacidad de aprender de la experiencia es lo que les permite perfeccionar continuamente sus habilidades y adaptar su práctica a las necesidades cambiantes de los pacientes y a las normas de atención.

Por último, la síntesis de competencias y conocimientos se traduce en la capacidad de transmitir estos conocimientos a los demás, ya sea a los compañeros, a los recién llegados a la unidad o a los estudiantes en prácticas. Los auxiliares sanitarios desempeñan un papel importante en el apoyo a los recién incorporados, compartiendo su experiencia, explicando protocolos y mostrando con el ejemplo cómo aplicar una asistencia de calidad. Transmitir conocimientos de este modo no sólo enriquece las competencias de los demás, sino que también refuerza las propias del auxiliar de enfermería, al consolidar sus conocimientos y animarle a reflexionar más profundamente sobre su práctica.

- Reflexión sobre la importancia del papel del asistente en la atención psiquiátrica

El papel del auxiliar asistencial en la asistencia psiquiátrica es de vital importancia, a menudo subestimado pero absolutamente esencial para el buen funcionamiento de los servicios de salud mental. Son un pilar del sistema asistencial, cuyo trabajo diario repercute directamente en el bienestar y la recuperación de los pacientes. Su presencia constante, su disponibilidad y su capacidad para establecer relaciones de confianza con los pacientes los convierten en un actor central del proceso de atención psiquiátrica.

En primer lugar, el auxiliar de enfermería está en primera línea en el cuidado diario de los pacientes. A menudo son los primeros en interactuar con ellos al empezar el día y los últimos en verlos antes de que se retiren a dormir. Esta proximidad permite al cuidador desarrollar un vínculo de confianza y observar cambios sutiles en el estado mental y físico del paciente. Por ejemplo, una ligera variación en el estado de ánimo o el comportamiento de un paciente puede pasar desapercibida durante las consultas médicas, pero ser detectada rápidamente por un cuidador atento. Esta capacidad de detectar señales débiles es esencial para prevenir crisis, ajustar los cuidados y ofrecer el apoyo adecuado en tiempo real.

El papel del auxiliar asistencial en psiquiatría va mucho más allá de los simples cuidados físicos. Por supuesto, ayudan a los pacientes en tareas cotidianas como la higiene, vestirse y comer, pero su influencia va mucho más allá. En un entorno psiquiátrico, cada acto asistencial es una oportunidad para la interacción terapéutica. Por ejemplo, ayudar a un paciente a lavarse no es sólo un acto de cuidado físico, sino también un momento en el que el cuidador puede animar al paciente, hablar con él, escucharle y contribuir así a su bienestar psicológico. Este vínculo entre cuidados físicos y apoyo psicológico es especialmente crucial en psiquiatría, donde el cuerpo y la mente están profundamente interconectados.

Los auxiliares sanitarios también desempeñan un papel clave en la gestión de situaciones de crisis, habituales en los centros psiquiátricos. Su formación y experiencia les permiten reaccionar con calma y eficacia ante comportamientos agresivos, ataques de ansiedad o episodios psicóticos. Por ejemplo, mediante el uso de técnicas de desescalada, un asistente a menudo puede prevenir una crisis antes de que se agrave, evitando así intervenciones más coercitivas. Además, su presencia tranquilizadora puede ayudar a calmar a un paciente angustiado, ofreciéndole una sensación de seguridad y comprensión. La gestión de crisis no sólo requiere conocimientos técnicos, sino también una gran empatía y la capacidad de mantener la calma en situaciones de estrés intenso.

Otro aspecto crucial del papel del cuidador en psiquiatría es su participación en el seguimiento del tratamiento y su cumplimiento. El auxiliar de enfermería supervisa la toma de medicación, observa cualquier efecto secundario y ayuda a los pacientes a comprender la importancia de su tratamiento. Por ejemplo, puede recordar a los pacientes cuándo deben tomar su medicación, animarles a expresar cualquier temor o duda que puedan tener sobre su tratamiento y transmitir esta información a otros miembros del equipo asistencial. Esta vigilancia ayuda a garantizar que el tratamiento prescrito se siga correctamente y que los pacientes reciban el apoyo que necesitan para superar los retos asociados a su terapia.

El papel del cuidador psiquiátrico también incluye una dimensión educativa. Dando ejemplo y ofreciendo consejos, ayudan a los pacientes a desarrollar las habilidades que necesitan para gestionar su vida cotidiana y su salud mental de forma más eficaz. Por ejemplo, puede enseñar a un paciente técnicas de relajación para ayudarle a controlar la ansiedad, o fomentar hábitos de vida saludables como el ejercicio físico o una dieta equilibrada. Esta dimensión educativa es esencial para fomentar la autonomía de los pacientes y prepararlos para una vida más estable y equilibrada, tanto dentro de la unidad asistencial como después del alta.

El auxiliar de enfermería psiquiátrica también actúa como enlace entre el paciente, el equipo de enfermería y los familiares. Transmiten información importante a los enfermeros, psiquiatras y otros profesionales sanitarios, asegurándose de que todos los miembros del equipo estén informados sobre el estado y las necesidades del paciente. Esta comunicación fluida es esencial para una atención coordinada y eficaz. Además, los auxiliares asistenciales también pueden desempeñar un papel de mediación con las familias, ayudándolas a comprender la situación de su ser querido, informándolas sobre los cuidados que se le prestan y ofreciéndoles apoyo en unos momentos que suelen ser difíciles.

Por último, la importancia del papel del auxiliar asistencial en psiquiatría radica también en su capacidad para humanizar la asistencia. En un entorno psiquiátrico, los pacientes pueden sentirse aislados, estigmatizados o deshumanizados a causa de su enfermedad. Al ser una presencia atenta, escuchar con atención y respetar a las personas, el auxiliar de enfermería contribuye a devolver a los pacientes su dignidad y humanidad. No los ven sólo como pacientes, sino como individuos con sus propias historias, sus propias esperanzas y su propia dignidad. Esta visión humanizadora es fundamental para la recuperación de los pacientes, ya que les ayuda a sentirse valorados, comprendidos y apoyados en su camino hacia la recuperación.

- Animar a los futuros profesionales

A todos los futuros profesionales sanitarios que os estáis preparando para entrar en un campo exigente pero profundamente gratificante, me gustaría daros mi más sincero ánimo. Habéis elegido un camino lleno de retos, pero también de inmenso valor humano. Ya sea como celador, enfermero, médico u otro profesional sanitario, vuestro papel será crucial para el bienestar y la curación de las personas confiadas a vuestros cuidados.

Entrar en el mundo de los cuidados significa sobre todo tomar la decisión de acompañar a otros en sus momentos de vulnerabilidad y sufrimiento, pero también de resiliencia y recuperación. Serás testigo directo de las luchas internas, las victorias personales y los progresos, grandes y pequeños, que cada paciente hace en el camino de la recuperación. Este encuentro cercano con la vida humana, en toda su complejidad, le enseñará lecciones inestimables sobre la compasión, la empatía y el verdadero significado de cuidar a los demás.

Es normal, e incluso saludable, sentir cierta aprensión al pensar en lo que nos espera. El trabajo asistencial, sobre todo en un entorno psiquiátrico, puede ser duro. Te enfrentarás a situaciones delicadas, a veces confusas, que pondrán a prueba tus conocimientos técnicos, pero también tu paciencia, empatía y capacidad para mantener el rumbo en momentos difíciles. Pero es precisamente en estos retos donde encontrarás la oportunidad de crecer, de fortalecerte y de desarrollar una práctica profesional rica y profundamente humana.

Sepa que cada gesto suyo, por pequeño que sea, tendrá un impacto. Una sonrisa, una palabra amable, un oído atento pueden cambiar enormemente el día de un paciente. Estos momentos de conexión humana son los que hacen que su papel sea tan valioso. Son las piedras angulares de la confianza y el respeto mutuo, esenciales para una atención de calidad. Al cultivar estas cualidades de empatía y atención, no sólo se convertirán en profesionales competentes, sino también en cuidadores a los que los pacientes acudirán con confianza.

No olvide nunca que cuidar no es sólo una cuestión de habilidad técnica, sino también de corazón. Sus conocimientos y habilidades son esenciales, por supuesto, pero es su capacidad para ver y comprender al ser humano que hay detrás del paciente lo que le convertirá en un cuidador excepcional. Cada paciente es único, con sus propias historias, sus propios retos y sus propias esperanzas. Acérquese a cada persona con respeto y un auténtico deseo de comprender, y se ganará su confianza, que es esencial para su recuperación.

Por último, recuerde que no está solo en esta aventura. Formarás parte de un equipo, una comunidad de profesionales que comparten el mismo compromiso asistencial. Procure siempre aprender de los demás, compartir sus experiencias y apoyarse mutuamente. El trabajo en equipo es uno de los puntos fuertes del sector sanitario, y es trabajando juntos como conseguirá prestar la mejor atención posible.

Has elegido un camino que exige mucho, pero que te dará a cambio una profunda satisfacción, la de saber que has marcado una diferencia en la vida de los demás. Cada día tendrás la oportunidad de llevar un poco más de luz, consuelo y esperanza a quienes más lo necesitan. Es una misión noble, y te animo a que la afrontes con todo el entusiasmo, la determinación y el corazón que puedas reunir.

Así que avanza con confianza. Los retos serán muchos, pero también lo serán las recompensas. Estás a punto de formar parte de una profesión que cambia vidas, y eso es una responsabilidad tan hermosa como preciosa. Siéntanse orgullosos de lo que hacen y sepan que su trabajo tiene un valor incalculable. Sois los guardianes de la salud y el bienestar de los demás, y por ello merecéis todo nuestro reconocimiento y respeto.

www.ingramcontent.com/pod-product-compliance
Lightning Source LLC
Chambersburg PA
CBHW052142220526
45471CB00004B/1488